再生障碍性贫血
临床医师诊疗手册

付　斌　主编

世界图书出版公司

上海·西安·北京·广州

图书在版编目(CIP)数据

再生障碍性贫血临床医师诊疗手册/付斌主编.—
上海:上海世界图书出版公司,2018.4
ISBN 978-7-5192-4510-8

Ⅰ.①再… Ⅱ.①付… Ⅲ.①再生障碍性贫血—诊疗
—手册 Ⅳ.①R556.5-62

中国版本图书馆 CIP 数据核字(2018)第 050893 号

书　　名	再生障碍性贫血临床医师诊疗手册
	Zaisheng Zhangaixing Pinxue Linchuang Yishi Zhenliao Shouce
主　　编	付　斌
责任编辑	沈蔚颖
装帧设计	南京展望文化发展有限公司
出版发行	上海世界图书出版公司
地　　址	上海市广中路 88 号 9-10 楼
邮　　编	200083
网　　址	http://www.wpcsh.com
经　　销	新华书店
印　　刷	上海景条印刷有限公司
开　　本	889 mm×1194 mm　1/32
印　　张	5.5
字　　数	100 千字
版　　次	2018 年 4 月第 1 版　2018 年 4 月第 1 次印刷
书　　号	ISBN 978-7-5192-4510-8/R·441
定　　价	45.00 元

尊敬的医生们：

　　非常高兴与您们以书会友，非常希望这本手册可以对您们有所帮助，非常期待我们相互沟通！

　　让我们一起努力，共同携手去帮助我们的另外一群朋友——那些不幸患有再生障碍性贫血的患者。我们将是他们最可信赖的朋友！

　　——致所有为再生障碍性贫血的诊疗做出努力和贡献的医务工作者！

付　斌

2017 年 8 月 3 日

编写人员名单

主　　编　付　斌

副 主 编　杨　舟　杨明华

编　　者

万伍卿　中南大学湘雅二医院

王成红　中南大学湘雅三医院

王　俊　湖南省常德市第一人民医院

付　斌　中南大学湘雅医院

李小青　华中科技大学同济医学院附属协和医院

李　妍　中南大学湘雅医院

李　群　中南大学湘雅医院

李鸿瑞　武汉康圣达医学检验有限公司

伍　玲　上海心桥医疗科技有限公司

陈可可　湖南省人民医院

陈炳珍　武汉康圣达医学检验有限公司

邱雪冰　武汉康圣达医学检验有限公司

杜　雯　华中科技大学同济医学院附属协和医院

何　姗　湖南省儿童医院

吴登蜀　中南大学湘雅医院

信红亚　中南大学湘雅医院

胡国瑜　湖南省株洲市中心医院

贺艳丽　华中科技大学同济医学院附属协和医院

杨　舟　湖南中医药大学第一附属医院

杨明华　中南大学湘雅医院

杨晓刚　湖南省长沙市第三人民医院

聂　玲　中南大学湘雅医院

梁欣荃　湖南省郴州市第一人民医院

蒋铁斌　中南大学湘雅三医院

熊暮珺　湖南省郴州市第一人民医院

郑金娥　华中科技大学同济医学院附属协和医院

序　一

　　再生障碍性贫血是一种骨髓造血功能衰竭造成的疾病，表现为血细胞的减少。患者既可能是急性发病，也可能是慢性过程；既可能是重症患者，也可能是轻症患者。因此，临床上的诊断、评估和治疗都存在不小的困难。这就需要临床医师具有准确评估病情、及时确立诊断和及时有效治疗的能力。为了达到这个目的，临床医师必须对再生障碍性贫血的病理生理过程以及诊疗现状有清晰而科学的认知，需要有从临床的角度出发对再生障碍性贫血的发病机制、诊断手段和治疗措施进行综合论述的工具书。这本手册详细介绍了再生障碍性贫血的临床特点、诊断规范以及治疗策略，剖析了再生障碍性贫血理解和诊疗过程中的难点和重点。我相信，这将有助于提高临床医师对再生障碍性贫血患者的综合管理能力，从而提高患者的治疗效果。

　　近年来，我国血液学在基础研究及临床实践领域都取得了极大进步，整体诊疗水平不断提高，国际影响力也逐步增强。但是，各地区、各医疗机构的诊疗水平并不均一，患者管理过程不统一，如何建立规范有效的管理方式仍需要我们不断摸索和努力。很高兴有一群年轻的血液学临床工作者们愿意在这个方向做出努力。这本手册是一个非常好的开端，也希望随着基础理论研究的不断深入和临床实践的不断积累，手册的内容与时俱进，为国内血液学工作者提供更好的帮助，为再生障碍性贫血患者带来更好的明天！

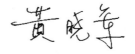

北京大学人民医院血液病研究所

2017 年 8 月

序　二

虽然典型的重型再生障碍性贫血给人们留下了深刻的印象，但是再生障碍性贫血的临床异质性很强，其严重程度和临床转归具有极大的差异，在诊断、治疗和预后判断过程中仍然存在诸多难点。另外，医学已经进入分子时代，克隆造血、克隆演变、免疫监控以及遗传背景等知识的出现已经将再生障碍性贫血的认知水平推入到更深的分子医学层面。因此，更新观念，将最新进展合理地纳入临床诊疗实际中也是一个亟待解决的问题。

这本临床医师手册是湖南省骨髓衰竭性疾病协作组在基础科研和临床诊疗协作方面都在不断进步的体现。该手册既有宏观、系统和严谨的理论逻辑结构，也有具体、深入和先进的诊疗规范流程，还有准确、客观和实际的临床实践指南，读来一气呵成，深入浅出，体现出编者对再生障碍性贫血的深刻认知，也体现出编者对再生障碍性贫血未来研究方向的设想。相信这本手册既可以帮助血液科医师理解再生障碍性贫血的基础理论，也可以帮助临床医师提高诊疗水平，最终提高患者的治疗效果。

中南大学湘雅医院血液科

2017 年 8 月

前　　言

2016 年 2 月 14 日在湖南省医师协会血液学分会的领导下,湖南省骨髓衰竭性疾病协作组成立了。为了尽快规范再生障碍性贫血的诊疗过程,协作组的成员决定编写一本手册以帮助血液科医师全面、系统地掌握其诊疗内容,以便改善患者的诊疗流程,实现提高诊疗效果的目标,遂成立了包含省内成人和儿童血液科医师为主的编辑小组,同时邀请了相关独立血液学实验检验工作者参加,历经一年余的时间,在大量文献复习及病例整理的基础上,系统深入地整理了再生障碍性贫血的基础理论和临床实践中的关键问题,经过广泛征求意见、多次学术研讨会和病例讨论会,最终达成共识,编写了这本《再生障碍性贫血临床医师诊疗手册》。手册中既包含了方便临床诊疗工作中进行参考的简明版,也包含了详尽的解释和讨论内容,将帮助阅读者对相关内容知其然,更知其所以然,从而真正掌握再生障碍性贫血的诊断和治疗要点。

该手册的目的是帮助血液学医务工作者更好地理解再生障碍性贫血的内在病理生理学过程,能够正确处理再生障碍性贫血的诊断和治疗细节问题。由于临床的诊疗是非常复杂的过程,也是一个高度个体化的医疗行为,所以,本手册是一本工具手册,而非临床医师必须遵照执行的强制要求。

医学是一门不断发展的学科,手册的编写人员水平和理解难免存在不足,希望协作组的各位成员及国内外的老师和朋友提出宝贵的意见。千里之行始于足下,编写小组相信,只要为人民群众服务的方向正确,水平和内容就会不断进步。

感谢所有在本手册的编写过程中给予无私帮助的老师和湖南省骨髓衰竭性疾病协作组的同道们!

2017 年 7 月 9 日

目　　录

2

第 1 部 分

再生障碍性贫血诊疗建议

表 1-1 AA 的概念、诊断和分型

	诊 断 标 准
血常规检查	全血细胞(包括网织红细胞)减少,至少符合以下 3 项中 2 项: 1. 中性粒细胞计数(ANC)<1.5×10⁹/L 2. 血红蛋白浓度(Hb)<100 g/L 3. 血小板计数(PLT)<50×10⁹/L(成人);<100×10⁹/L(儿童)
骨髓形态学检查	多部位(不同平面)骨髓增生减低或重度减低;小粒空虚,非造血细胞(淋巴细胞、网状细胞、浆细胞、肥大细胞等)比例增高,巨核细胞明显减少或缺如
除外浸润	细胞学和组织学检查未发现骨髓内异常细胞浸润,组织学检查未发现骨髓纤维化

	分 型 标 准
重型 AA(SAA)	骨髓细胞增生程度<正常的 25%,如果在正常的 25%~50%,则残存的造血细胞应<30%(注意儿童患者增生较成人活跃) 血常规:需具备下列 3 项中的 2 项:ANC<0.5×10⁹/L、网织红细胞绝对值<40×10⁹/L(自动计数仪<60×10⁹/L),PLT<20×10⁹/L(儿童 PLT<100×10⁹/L)
极重型 AA(VSAA)	ANC<0.2×10⁹/L 为 VSAA
非重型 AA	符合 AA 诊断但是未达到重型标准的 AA。如果血小板计数<10×10⁹/L 和/或血红蛋白<70 g/L,称为输血依赖型

◆

4

表 1－2　AA 的临床及实验室表现

评估类别	特　点
临床表现	出血常是首发和突出的表现，贫血也发生较快，早期严重感染并非必然，治疗后机会增高
外周血细胞计数及形态	血细胞计数符合 AA。网织红细胞计数小于 $40×10^9/L$，如采用血常规分析仪计数，网织红细胞小于 $60×10^9/L$。淋巴细胞往往正常或减少，中性粒细胞可表现中毒颗粒，但是不会出现病态或嗜多色性红细胞、血小板一般体积偏小
骨髓形态学	骨髓脂肪化，非造血细胞显露。小粒常空虚，可有造血热点，但其中巨核细胞常减少。红系前体细胞减少，可出现轻度的大细胞样病态形态改变。粒细胞和巨核细胞不呈现病态改变
骨髓组织病理学	各视野均为增生减低，局部可呈现红系和粒系细胞增生旺盛，此时增生的细胞往往为同一分化阶段的细胞；早期局部可有淋巴细胞的簇状聚集，但是骨小梁旁的淋巴旁聚集多数提示early病态造血以及原始细胞的出现不支持 AA
克隆性造血分析	细胞染色体核型分析，FISH 技术及测序技术来评估 AA 的克隆造血演变。AA 可以出现多种染色体异常，例如 del(13q)或＋8 可在 12%的患者中出现。分子生物学可出现 DNMT3A,ASXL1,RUNX1,PIGA 或 BCOR/BCOR 等基因的突变

表1-3　AA的鉴别诊断

骨髓增生异常综合征(MDS)

1. 某些低增生性MDS可呈现造血衰竭的表现，类似于非重型再生障碍性贫血的表现

2. ALIPs是MDS最具特征的病理学证据，但AA患者残留造血热点中既可能出现不成熟粒细胞(不等同于原始细胞)的少量聚集，也可以出现由发育异常的幼稚红细胞组成的造血岛。与ALIPs往往需要进行免疫组化染色才能准确区分

3. 红系病态造血在再生障碍性贫血中非常常见，不能作为与MDS的鉴别依据

4. 以下征象显示患者的骨髓衰竭是由于恶性克隆性疾病导致的：① 粒细胞和巨核细胞系病态造血。② 骨髓和外周血原始细胞。③ 外周血或骨髓原始细胞

5. 以下核型异常有助于区别MDS和AA：t(11; 16)(q23; p13.3)；t(2; 11)(p21; q23)；inv(3)(q21q26.2)；t(3; 21)(q26.2; q22.1)；t(1; 3)(p36.3; q21.2)；t(6; 9)(p23; q34)；−7 or del(7q)；−5 or del(5q)；i(17q) or t(17p)；−13 or del(13q)；del(12p) or t(12p)；del(9q)；del(11q)；idic(X)(q13)和复杂核型。但是单独以下核型不作为MDS诊断依据：−Y，+8或20q−，这是由于这些患者常对免疫抑制治疗有较好疗效，诊断为AA更合适

6. 血液系统相关基因突变在MDS、AA、PNH及正常人群中均可出现，尚未作为MDS的主要诊断依据

阵发性睡眠性血红蛋白尿(PNH)

1. 典型的PNH可以通过典型的溶血证据与再障鉴别，然而不典型者可能无血红蛋白尿发作，但因为有造血衰竭表现，易误诊为单纯再障。部分患者处于典型PNH向AA或AA向典型PNH之间的过渡型的概念，部分患者既有动态变化，更加造成两者的诊断困难。部分再生障碍性贫血和PNH并存完全不相容的表现也符合再生障碍性贫血并PNH克隆的概念。或者流式法可检测到PNH克隆(>10%)，可以诊断为再生障碍性贫血并PNH

2. 约50%的再生障碍性贫血患者通过流式细胞学方法可检测到少量PNH克隆存在(>1.0%)；可以诊断为再生障碍性贫血并PNH克隆

3. 如果PNH克隆在0.01%和1.0%之间，可以诊断为再生障碍性贫血并PNH微小克隆

4. 再生障碍性贫血与PNH的鉴别是诊断和PNH克隆的识别。前者表现为网织红细胞计数增高，尿含铁血黄素阳性，血清结合珠蛋白减少；可以诊断为再生障碍性贫血并PNH克隆的识别

5. 再生障碍性贫血增高和乳酸脱氢酶增高，红细胞膜表面的GPI−Anchor(FLARE)及白细胞、红细胞同接胆红素增高和乳酸脱氢酶增高的GPI−Anchor(FLARE)及白细胞膜表面的CD55、CD59

（续 表）

淋巴瘤（HL 及 NHL）

1. 淋巴瘤合并的血细胞减少的原因有淋巴瘤继发免疫素乱、淋巴瘤继发骨髓纤维化。淋巴瘤发生骨髓浸润骨髓和继发骨髓纤维化，淋巴瘤浸润骨髓的比例可能远高于原来预计。因此，骨髓活检有助于避免漏诊。

2. 少部分淋巴瘤也原发于骨髓。当淋巴瘤组织原发于骨髓。数量偏少或骨髓组织取材量少时均可能漏诊。淋巴瘤骨髓浸润分布不均，伴有浆细胞增加，所以当淋巴瘤细胞比例增高，AA 患者骨髓中往往在淋巴瘤细胞呈现小灶分布时不容易误诊为淋巴瘤。淋巴瘤细胞在骨小梁区的聚集是淋巴瘤的一个重要特征，在骨髓活检时需留意。其他肿瘤浸润组织及基因重排有助于鉴别诊断。异常组织细胞在骨小梁及乳酸脱氢酶增高、肝脾肿大，如无痛性淋巴结肿大。

3. LGL 通过细胞毒性 T 细胞通过直接杀伤或产生细胞因子引起骨髓造血损伤，呈现纯红细胞再生障碍性贫血和骨髓增生减低类似再生障碍性贫血，骨髓活检可发现 CD3+、CD8+ 细胞间质浸润。外周血涂片及骨髓涂片检查可发现大颗粒淋巴细胞增多或相对增多。

骨髓纤维化（BMF）

1. 骨髓纤维化时骨髓穿刺抽吸涂片检查往往为干抽或稀释。形态学各易误判为造血增生低下，需要与 AA 鉴别。

2. 原发性骨髓纤维化是骨髓系恶性克隆性增殖引起细胞因子异常造成骨髓纤维增生的一种疾病，早期可能出现全血细胞增多，中期由于脾大出现贫血和血小板减少、白细胞仍偏多或减少，髓系细胞核左移。血涂片可以见到不成熟造血细胞，后期逐渐出现全血细胞减少和骨髓增生减低。骨髓常"干抽"，骨髓及外周血涂片可见泪滴状红细胞、有核红细胞、巨大血小板、巨核细胞核左移。骨髓活检可见有骨髓纤维质基质纤维增生、网硬蛋白增加和大量纤维组织以及巨核细胞形态异常和集聚现象。部分患者可有骨髓增殖性疾病的相关基因突变，如 JAK2 V617F 突变、CALR 突变、MPL 突变等。往往脾肿大，常为巨脾。如果骨髓纤维化没有巨脾则需要考虑继发性骨髓纤维化。

3. 多种疾病可继发骨髓纤维化，如髓系肿瘤（全髓白血病、巨核细胞白血病及 MDS）、淋巴瘤、转移癌、炎症反应、肉芽肿反应、结缔组织病及骨病等。结缔组织病可引起自身免疫性骨髓纤维化，与原发性骨髓纤维化不同之处在于较少见泪滴形红细胞及巨核细胞及骨病现象。

（续表）

特殊感染

1. 某些细菌、病毒（如 EBV、CMV、HIV 和副病毒 B19 等）、真菌、立克次体、原虫等感染并发病时是一种全身的疾病状态。病原体本身或引发的各种炎症反应，免疫细胞激活等病理生理改变可导致全血细胞减少，甚至引起骨髓增生减低。需要注意与再障合并感染发热的患者进行鉴别。感染引起的全血细胞减少大多为暂时性，感染控制后 2～4 周，造血可能恢复，不同于再生障碍性贫血

2. 分枝杆菌，尤其是非结核性杆菌感染，会出现发热非全血细胞减少和骨髓增生低下。骨髓检查可发现肉芽肿、纤维化、骨髓坏死、噬血细胞等，可见泡沫状巨噬细胞吞噬现象。嗜酸性坏死常见于非结核分枝杆菌感染。结核分枝杆菌感染少有嗜酸性坏死和肉芽肿。疑为结核者，应送骨髓液行分枝杆菌培养

免疫性血小板减少症（ITP）

1. 有时再障患者首先只表现出单独的血小板减少，造血细胞进一步损伤才出现全血细胞减少

2. AA 患者骨髓增生显著减低或显著减低，巨核细胞减少或缺如，而 ITP 则一般巨核细胞增多或正常

3. 多数 ITP 患者糖皮质激素等免疫抑制治疗有效

遗传性骨髓衰竭综合征（IBMF）

1. IBMF 患者均有不同程度的造血衰竭，血细胞减少，骨髓一系或多系增生不良。随年龄增长骨髓增生进展

2. 大多幼年确诊。少部分患者成人后确诊。在诊断 AA 时或行 IST 治疗无效时需要鉴别

3. 除血液系统表现外，IBMF 往往往合并有躯体发育不全的表现，部分患者可追踪到家族史。患者本人或家系成员可查得染色体异常或基因突变

急性造血停滞（AAH）

1. AAH 表现为全血细胞减少，骨髓增生低下，但是病情具有自限性

2. 国外学者强调骨髓涂片中出现巨大的早幼红细胞是其形态学特征

3. 而国内长期采用回顾性诊断的方式定义 AAH

8

表 1-4　AA 的起始评估项目

□ 外周血细胞常规＋网织红

□ 骨髓细胞形态学（多部位），骨髓活检（含 CD34＋细胞及巨核细胞免疫组化）

□ 骨髓细胞染色体分析（骨髓）＋ MDS 相关 FISH 检查（骨髓）

□ 流式细胞学检测骨髓 CD34＋细胞

□ 细胞断裂试验及彗星试验

□ PNH 克隆检测（粒细胞 FLARE，粒细胞和红细胞的 CD55 及 CD59 检测）

□ 肝功能，肾功能，心肌酶学，维生素 B_{12} 和叶酸，血浆铁蛋白及血清铁蛋白

□ 病毒：肝炎病毒 A/B/C，EBV，CMV，HIV 和微小病毒 B19

□ 自身免疫抗体谱（SLE，ENA），溶血性贫血全套

□ 免疫全套＋轻链（IgG，IgA，IgM，Kap，Lam）

□ 淋巴细胞亚群分析

□ 胸部影像学检查，腹部超声，心电图和超声心动图

□ HLA 分型

□ 骨髓单个核细胞自身抗体检测

□ 进一步遗传学检查
　□ 先天性遗传性骨髓衰竭综合征相关基因异常检测
　□ 常见髓系血液系统肿瘤基因突变
　□ 全基因组不平衡染色质异常

表 1-5　AA 的疗效标准

治疗反应	标　　准
基本治愈	贫血和出血症状消失，Hb 男性达 120 g/L、女性达 110 g/L，ANC>1.5×10⁹/L，PLT>100×10⁹/L，随访 1 年以上未复发
缓解	贫血和出血症状消失，Hb 男性达 120 g/L、女性达 100 g/L，WBC 达 3.5×10⁹/L 左右，PLT 也有一定程度增加，随访 3 个月病情稳定或继续进步
明显进步	贫血和出血症状明显好转，不输血，Hb 较治疗前 1 个月内常见值增长 30 g/L 以上，并能维持 3 个月
无效	经充分治疗后，症状、血常规未达明显进步

判定进步以上疗效时，均应 3 个月内不输血

表 1 - 6 SAA 治疗的英国指南及国内共识

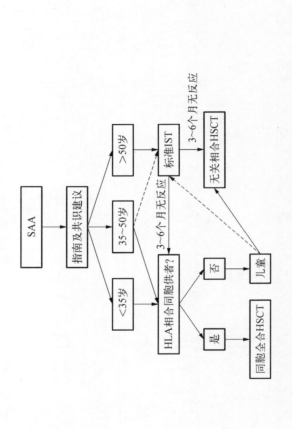

表 1-7　基于 IST 疗效指标的治疗策略

TD-NSAA及SAA → 临床试验

ISH疗效综合预测

病程短（3个月内）
- □ 病程短（3个月内）
- □ Ret绝对值>25×10⁹/L
- □ 淋巴细胞绝对值>1.0×10⁹/L
- □ 染色体异常+8或del(13q)
- □ PIGA或BCOR/BCOR基因突变
- □ PNH克隆阳性(0.1%~10%)
- □ G-csf早期反应好
- □ 长端粒

病程长（超过3个月）
- □ 病程长（超过3个月）
- □ Ret绝对值<25×10⁹/L
- □ 淋巴细胞绝对值<1.0×10⁹/L
- □ 染色体异常-7
- □ DNMT3A，ASXL1和RUNX1基因突变
- □ PNH/AA或PNH大克隆阳性(>50%)
- □ G-csf早期无反应
- □ 短端粒

患者意愿

3~6个月无反应

IST　　HSCT

表1-8 TD-NSAA及SAA的标准IST治疗

1. ATG建议剂量：rATG：3.5 mg/(kg·d)×5 d；pATG：30 mg/(kg·d)×5 d。
2. ATG使用注意：药敏实验：单支rATG的1/10量或pATG的1/10量加入100 ml生理盐水中滴注1 h；pATG皮试液皮试，试敏过程中不用糖皮质激素。每剂ATG持续静脉12~18 h。
3. 应行心电监护、备好氧气、肾上腺素、地塞米松等抢救药品及器械。观察有无严重全身反应或过敏反应。

1. 环孢素与ATG同步使用，起量5 mg/(kg·d)，前3周谷浓度200 ng/mL，后改150 ng/mL。
2. 达最大疗效后至少再继续使用12个月，浓度维持在120 ng/mL。
3. 之后可每2~3个月减量25 mg。如果减量后血细胞计数下降，可恢复至减量前所用剂量。

IST 的辅助治疗

表 1 - 9　IST 的辅助治疗

造血细胞集落刺激因子的使用

EPO	不常规使用
G - CSF	不常规使用，在重症感染协同抗生素治疗时可短期使用
IL - 11	不常规使用
rhTPO	可于完成 ATG 治疗后 2 周起使用，建议连续或隔日使用 1 个月以上

血细胞的输注

红细胞	维持 Hb 在 60 g/L 以上，输注少白细胞或白细胞滤除的浓缩红细胞
血小板	维持血小板在 10×10^9/L 以上，有活动性出血或感染等加重出血风险时需要更加积极地进行预防性输注。使用 ATG 期间维持血小板 20×10^9/L 以上
粒细胞	重症感染时，有条件单位可考虑输注

表 1-10 SAA 的 HSCT 治疗（全相合）

供者	患者	方案	药物	总剂量	时间(d)	GVHD预防
MRD	小于 30 岁	Cy+ATG	Cy	200 mg/kg	−5～−2	CsA+MTX
			ATG	11.25～15 mg/kg	−5～−1	
	大于 30 岁或不能耐受大剂量 Cy	FC+ATG	Flu	120 mg/m²	−5～−2	CsA+MTX
			Cy	120 mg/kg	−5～−2	
			ATG	11.25～15 mg/kg	−5～−1	
MUD	小于 50 岁	FC+ATG±Bu	Flu	120 mg/m²	−5～−2	CsA+MTX
			Cy	120 mg/kg	−5～−2	
			ATG	11.25～15 mg/kg	−5～−1	

表 1 - 11　AA 的 HSCT 治疗 (单倍型)

来源	方案	药物	总剂量	时间 (d)	GVHD 预防
国内	BuCy+ATG#	Bu	6.4 mg/kg	-7~-6	CsA+MTX+MMF
		Cy	200 mg/kg	-5~-2	
		ATG	10 mg/kg	-5~-2	
	FC+ATG±Bu*	Flu	120 mg/m^2	-5~-2	CsA+MTX+MMF±巴利昔单抗
		Cy	180 mg/kg	-3~-2	
		ATG	10 mg/kg	-5~-2	
国外	FC+TBI+ATG@	ATG	4.5 mg/kg	-9~-7	PTCy+FK506+MMF
		Flu	150 mg/kg	-6~-2	
		Cy	29 mg/kg	-6~-5	
		TBI	2 Gy	-1	

备注:
Bone Marrow Transplant, 2014. 49(4): p. 519 - 524
* J Hematol Oncol, 2017. 10(1): p. 25.
@ Biol Blood Marrow Transplant. 2017 Mar; 23(3): 498 - 504

16

表 1 - 12 AA 合并 PNH 的诊断和治疗

类　型	溶血	骨　髓	PNH 克隆流式法	治　疗
经典型 PNH	显著	增生明显 红系增生显著 形态基本正常	常大于 50%	Eculizumab HSCT 糖皮质激素 支持治疗 难治患者可低强度化疗（羟基脲口服）
骨髓衰竭合并 PNH	轻度	AA 或低增生性 MDS	变化较大 常小于 50%	针对 AA 或低增生性 MDS 治疗 大 PNH 克隆可考虑 Eculizumab IST 后 PNH 克隆可能增加，建议 HSCT
骨髓衰竭合并亚临床型 PNH	无	AA 或低增生性 MDS	小于 10%	针对 AA 或低增生性 MDS 治疗
骨髓衰竭合并微小 PNH 克隆[#]	无	AA 或低增生性 MDS	0.1%～1.0%	针对 AA 或低增生性 MDS 治疗

备注：
[#] 暂列类型
1. 若病程中 PNH 克隆一直为阴性，前 2 年中每 6 个月检测 1 次，以后每年检测 1 次
2. 若 PNH 克隆阳性或转变为阴性，则前 2 年中每 3 个月检测 1 次，克隆稳定后减少评估次数

Hematology Am Soc Hematol Educ Program, 2016(1): 208 - 216.
Blood. 2005; 106(12): 3699 - 3709.
中华血液学杂志,2013, 34(3): 276 - 279

表 1 - 13　SAA 患者 IST 治疗后随访计划

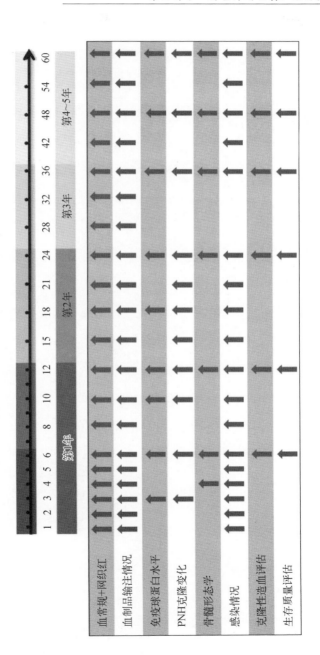

第 2 部分

再生障碍性贫血
诊疗建议的说明及解读

2.1　再生障碍性贫血的概念

2.1.1　定义

再生障碍性贫血(aplastic anemia,AA)是一组骨髓造血功能减低导致的,以全血细胞减少为表现的临床综合征。其中,骨髓造血功能减低需要排除肿瘤细胞浸润或骨髓纤维化所致。目前已经将先天遗传性的 AA 定义为遗传性骨髓衰竭综合征。本部分内容讨论的是获得性 AA。

2.1.2　诊断要素

作为引起血细胞减少,尤其是全血细胞减少的一种重要血液系统疾病,AA 描述的是一组综合征。尽管它与骨髓衰竭、骨髓增生减低、无效造血等医学术语描述的病理生理状态之间存在相互重叠,但相对而言,AA 的诊断三要素比较明确。第一要素,诊断 AA 不仅要求存在血细胞减少,而且血细胞减少必须达到一定的程度,即血红蛋白小于 100 g/L,中性粒细胞计数小于 $1.5 \times 10^9/L$,血小板计数小于 $50 \times 10^9/L$。第二要素,诊断 AA 要求骨髓造血功能确实是低下的,对 AA 的历史研究表明,对全血细胞减少病例的骨髓不进行细致与合格的检查和分析会造成误诊,在临床实际中需要格外注意,为了确认骨髓造血功能的衰竭,在诊断 AA 时需要注意 3 个方面的信息:① 要求网织红细胞计数小于 $40 \times 10^9/L$。② 要求多部位的合格的骨髓穿刺涂片形态学分析显示油脂增多、造血细胞减少,尤其是巨核细胞减少,而淋巴细胞、浆细胞和组织嗜碱细胞等炎症细胞和非造血细胞相对增加。③ 要求合格的骨髓组织病理学证据显示骨髓造血功能衰竭,表现为造血容量减少,骨髓脂肪化显著。第三要素,诊断 AA 要求在骨髓细胞及组织学层面的检查提示是由于造血系统本身功能衰竭导致的血细胞生成不足,而非其他异常细胞浸润或骨髓基质的异常导致造血衰竭,因而要求细胞学和组织学检查未发现骨髓内异常细胞浸润,组织学检查未发现骨髓纤维化。

对于儿童 AA,诊断第一要素的判断需要注意,儿童代偿期网织红细胞计数可正常,此时血小板计数下降对于再障诊断至关重要,且常先于红系和粒系下降。而相当多的儿童慢性再生障碍性贫血(CAA,现将其定义为中间型再生障碍性贫血,MAA)并未出现明显的网织红细胞计数下降,故在评估外周血血常规,考虑再障诊断时,应该重视观察是否存在血小板计数下降,且诊断标准并未要求一定要有网织红细胞标准[1]。对于儿童再障的诊断,血小板计数的要求是低于 $100 \times 10^9/L$。

2.1.3　科学把握再生障碍性贫血的概念

在理解和评估 AA 这一以骨髓造血功能衰竭为表现的疾病时,建议思考如下问题。

(1) AA 在历史命名上具有局限性　AA 是一种在组织细胞学层面定义的疾病,尚未有单一的实验室检查可以确立 AA 的诊断,因此,AA 的诊断仍然需要注意排查其他已经在不同层面(形态、分子和基因等)可以准确定义的疾病,例如阵发性睡眠性血红蛋白尿(PNH)、骨髓增生异常综合征(MDS)、先天遗传性骨髓衰竭综合征(IBMFs)以及新近提出的 GATA2 缺乏症等疾病实体。

(2) AA 在病理生理过程上具有衰竭性　AA 是一种衰竭性造血系疾病,应该不具备侵袭性的临床和实验室表现。由于 AA 是一种早期造血细胞损伤导致的造血衰竭,因而是血细胞发育过程的从上至下的衰竭,先有早期造血细胞的数量缩减继而成熟过程中的细胞减少,通常不应该出现前体细胞与晚期细胞比例倒置现象,AA 时骨髓和外周血中各系早期细胞比例不应增多,不应出现造血旺盛现象,例如外周血中不应出现幼稚有核红细胞,网织红细胞计数也不应增高,不应出现幼稚粒细胞和网织血小板。在髓系细胞中,骨髓巨核细胞和外周血的血小板计数水平往往更能反映造血功能的状态,因此骨髓检查时即便由于取材部位恰好是残留的造血热点,幼稚红细胞增生旺盛的同时,巨核细胞的数量也应该是减少的,相应地,血细胞减少中,血小板计数降低往往最为显著,很少有 AA 发生后粒细胞和红细胞降低而血小板维持较高水平。AA 的衰竭性也表现在临床特征上,例如,AA 患者不应该出现明显的胸骨压痛、牙龈增生、淋巴结肿大、肝脾大、乳酸脱氢酶水平及转氨酶的显著增高等浸润性的脏器受累表现。需要注意的是,AA 发生和发展是有一个过程的。对于起病时骨髓表现不典型的病例,需要密切追踪观察,从不典型到典型的 AA 骨髓表现在不同患者需要的时间长短不一,反复多部位骨髓细胞形态学和组织病理学评估有助于避免漏诊某些临床过程相对缓慢、临床表现不典型的病例。

(3)临床转归上具有状态性和不确定性　AA 是一种临床综合征状态,其病因、发病机制和转归均存在不确定性。传统的 AA 概念建立的病理生理学机制是血细胞减少及原发骨髓造血衰竭,主要的发病因素包含 T 细胞异常免疫,但是尚不足以把 AA 定义为单纯自身 T 细胞免疫异常导致的一种窄谱疾病。T 细胞免疫异常的机制并未阐述清楚,而且自身造血功能与免疫异常之间的关系可能远远较目前所认知的复杂。因此,把 AA 作为一种异常的病理生理状态似乎更加有利于保持开放的心态进行临床诊疗和基础研究,可以从两个方面来理解 AA 的状态性。第一,多种原因可能引起 T 细胞免疫异常发动对正常造血细胞的攻击。例如多种药物所致的药物性 AA、多种病毒感染导致的病毒相关性 AA(典型代表是肝炎后再障),这些原因就是存在于 AA 这种病理状态之前的病理生理学过程。因此,至少在理解层面,AA 应该分为可以找到或推测启动因素的(命名为继发性 AA)和暂时不能找到启动因素的(命名为原发性 AA)。第二,在异常免疫攻击导致造血衰竭(AA)之后,造血系统会有不同发展结局,例如在抗人胸腺球蛋白(ATG)治疗之后总会有部分患者不能恢复正常造血,也有部分患者演变为恶性造血系统疾病,也有部分患者转化为典型的阵发性睡眠性血红蛋白尿。同时也有部分急性白血病的患者,尤其是急性淋巴细胞性白血病,在诊断前存在过骨髓衰竭的阶段。这些临床现象提示在骨髓衰竭之后,劫后余生的造血可能存在复杂的克隆演变过程。总之,理解 AA 的状态性,有助于我们敢于在特定时期建立再障的临床诊断,有助于我们敢于对这一异常状态进行及时治疗干预。

2.2　再生障碍性贫血的发病、病理生理机制及分类

2.2.1　再生障碍性贫血的发病率

再生障碍性贫血(AA)的确切发病率尚不清楚。目前认为亚洲国家人口的发病率高于欧美国家,欧美在 2/1 000 000 人左右,中国的发病率大概在 7/1 000 000 人,而湖南的发病率及年龄分布没有系统研究。

AA 在儿童中较为罕见,儿童及青少年发病率较成人低,占全部 AA 的 15%～20%,发病多为年长儿,发病峰值为 10～25 岁[1, 2]。

2.2.2 再生障碍性贫血的病因或相关因素

目前认为与 AA 有关的临床病因可分为获得性及遗传性两类。遗传性 AA 的正式名称是遗传性骨髓衰竭综合征(IBMFs),其中以范可尼贫血(FA)、先天性角化不良(DC)和 Shwachman - Diamond 综合征为多见,但是另外也有先天性纯红细胞再生障碍性贫血(DBA)、严重先天性中性粒细胞缺乏(SCN)、血小板减少伴桡骨缺失(TAR)、先天性无巨核细胞血小板减少(CAMT)及家族性血小板疾病伴急性髓系白血病倾向(FPD/AML)等。尽管这些综合征具有共同的临床特征,例如家族史、骨髓衰竭、发育异常及肿瘤好发倾向,但是这些特点的出现与否、出现时间及其严重程度因人而异,存在漏诊和误诊的情况,例如仅有 25% 的患者有家族史。

IBMFs 儿童较成人常见[3],占儿童骨髓衰竭性疾病的 20%～30%,从临床及实验室检查两方面排除 IBMFs,首先从临床症状和体征来说,诊断儿童 AA 时,应仔细询问家族史,注意观察有无骨骼和其他脏器畸形、皮肤色素沉着、智力落后、特殊面容等外表特征,检测胎儿血红蛋白、胰腺消化酶水平和行染色体检查,以除外 FA 和其他先天性 AA。对于后天获得性 AA,需详细询问病史,了解有无特殊药物、化学毒物、射线接触史以及血清型肝炎等史,争取掌握可能的病因,具体实验室检查详见第 3 部分。

对于获得性 AA,大部分患者是原发性的,也就是当下找不到与其发生有关系的因素,另外少部分患者可以发现其发病可能与一些因素有关。药物、病毒、化学物质等多种因素可能通过免疫学因素介导造血前体细胞的损伤,这就可以解释为什么临床上这些有明确原因的 AA 患者大部分对免疫抑制治疗是有效的。据威廉姆斯血液病学,与 AA 发生可能有关的原因有毒素(苯、氯代烃类、有机磷类)、病毒(EB 病毒、非 A‐B‐C‐D‐E‐G 型肝炎病毒、HIV)、阵发性睡眠性血红蛋白尿症、自身免疫性疾病(嗜酸性筋膜炎、免疫性甲状腺疾病、类风湿关节炎、系统性红斑狼疮)、胸腺瘤、妊娠。另外,还有医源性损害如辐射和细胞毒药物。

2.2.3 再生障碍性贫血的发生机制

尽管目前认为 AA 的发生是由于免疫介导的造血前体细胞损

伤,但是具体机制非常复杂并且尚未阐述清楚,建议阅读参考文献[4]。从逻辑上分析,骨髓造血衰竭的发生是由于造血损伤过度和造血代偿不足引起,这两个过程均可以是外源因素主动导致,也可能由于内在缺陷被动导致,外源性因素及内在缺陷均可能引发免疫攻击或直接毒性从而对造血过程产生损伤。同样,外源性因素或内在因素也可以引发免疫攻击或直接毒性对造血细胞、造血环境及造血因子等造血的不同环节产生影响。

免疫缺陷或异常是目前认可的病理生理机制,有临床及实验室证据表明细胞毒性 T 淋巴细胞的激活进而导致干扰素、肿瘤坏死因子等细胞因子释放造成造血损伤是目前认可的免疫损伤造血的机制。但是 T 细胞的异常可能是多样化的,而且 AA 的发生可能有多种免疫因素参与。不仅与 CD8+ 细胞毒 T 细胞、CD4+ T 细胞(包括 Th1、Th2、Treg[5] 及 Th17 细胞)、NK 细胞及 NK-T 细胞等细胞亚群的失衡有关,而且也伴随着 IFN-γ、TNF-α 和 TGF-β 的异常,从而导致造血干祖细胞的凋亡[4]。另外,尽管造血干细胞上介导 AA 发生的特异性抗原目前尚未识别,但是患者血清中可有多种自身抗体阳性,提示 AA 的发生可能有体液免疫的因素参与。因而仅仅依靠 T 细胞的简单分群分析来确立或排除 AA 的诊断目前是不可取的。

除了免疫异常攻击,造血系统自身已存在易感因素或者说患者的造血系统抵抗外来攻击的能力存在异常。有研究显示 TGF-β、IFN-γ 和 TNF-α 基因以及特定 HLA 基因存在的多态性可能使造血系统更容易收到免疫攻击或引起无效造血。已经明确端粒酶基因异常导致端粒缩短可进而损伤造血细胞的造血能力[6,7],这种机制大约在 40% 的 AA 患者中存在,多数患者并不存在已知的引起端粒酶异常的基因突变,因此,可能有其他原因引起造血组织的端粒或端粒酶异常。也有学者认为端粒的变化是由于残存的造血细胞持续加速分裂后的继发改变,所以,端粒短是结果而非原因。端粒的长度与预后相关,也有助于选择造血干细胞供者[8]。

儿童 IBMFs 中不同疾病的免疫状态有其自身的特点,FA 和 DC 出现免疫异常较 DBA 和 SDS 多见,但由于病例数较少,有待于进一步研究。可能有利于对患儿的病因更为深入的了解,以便于针对性治疗及预后评估[9,10]。儿童 AA 性免疫抑制剂治疗的有效率为

70%，端粒酶长度对行 IST 治疗有影响是十分明确的。目前研究认为成人的端粒酶长度与 IST 治疗效果无关，而是与远期预后、复发概率、克隆演变及总体生存率相关[8]。而近来有研究证明儿童 AA 端粒酶长度则与对 IST 治疗反应有关，而与治疗的预后、总体生存率、复发风险等无关，这与对成人的研究不一致，且儿童获得性与先天性 AA 的端粒酶长度有所不同，分析可能原因为：① 不同中心检测端粒酶长度方法不同，得出的结果可能有差异。② 随着年龄增长端粒酶的活性改变，使端粒酶长度变短，从而导致健康/患病成人端粒长度差异小，不具有统计学意义[11, 12]，此发现为 IST 疗效不佳患儿提供治疗新思路；同时许多因素对患儿使用 IST 疗效均有影响，如成人中网织红细胞计数与对 IST 的治疗反应相关，而在儿童中无明显相关；有研究认为初始淋巴细胞计数越低患儿 IST 治疗效果越好，亦与成人相反[13]。IST 治疗中儿童环孢素治疗最佳浓度为 100 ng/mL[14]。

骨髓间充质干细胞（MSC）是造血微环境的重要组成部分，尽管有关 MSC 在 AA 中的作用的研究结果不一致[15, 16]，但是近来的研究显示 MSC 的基因表达谱显示多种异常，其中 AA 患者 CD34$^+$ 细胞和 MSC 均存在 GATA2 的表达下降，而且 GATA2 的下调可以损伤造血干细胞的活性[17]。另外，MSC 上的 CXCL12 表达也有降低，而 CXCL12 与造血干细胞的重要黏附分子 CXCR4 之间密切联系，因而 CXCL12 的异常有可能损伤 AA 患者的造血功能[18]。MSC 对造血的支持作用也体现在临床上联合 MSC 进行造血干细胞移植后患者具有更好的疗效。

2.2.4 再生障碍性贫血的预后或严重程度判断

血细胞的计数异常往往是造血功能紊乱的外在表现，引起血细胞减少的原因很多，而且近期提出意义不明的血细胞减少症（ICUS）这一概念，这就提示我们，人群中血细胞减少的概率远高于我们既往的认知，而且我们对于血细胞减少发生机制的理解还有很大提高空间。尽管有理由相信在血细胞计数水平在正常范围内的人群中应该存在着导致 AA 的病理生理过程，但是同其他疾病一样，只有这种异常导致了足够严重的临床结果时才赋予"再生障碍性贫血"的名称。

目前把血红蛋白＜100 g/L，中性粒细胞计数＜1.5×10^9/L 或血小板计数＜$50×10^9$/L 作为"足够严重的临床结果"的判断标准[19, 20]。为了对疾病的预后进行分析以便制订治疗策略,也为了便于不同研究之间在进行疗效比较时进行疾病严重程度的对比和评估,在此基础上依据血细胞计数和骨髓残留造血的形态学评估将AA 分为重型再生障碍性贫血(severe aplastic anemia,SAA)、极重型再生障碍性贫血(very severe aplastic anemia,VSAA)和非重型再生障碍性贫血(non-severe aplastic anemia,NSAA)。目前建立 SAA 的标准是两个方面:其一,骨髓活检明确的增生减低(骨髓活检中细胞密度＜25％,或者细胞密度在 25％～50％且残留造血细胞比例＜30％)。其二,血细胞减少达到严重程度(至少有两系达到如下指标:① 中性粒细胞＜$0.5×10^9$/L;② 血小板＜$20×10^9$/L;③ 网织红细胞手工计数＜$20×10^9$/L)。在重型的基础上如果中性粒细胞计数＜$0.2×10^9$/L 则定为 VSAA。

符合 AA 的基本诊断要求,但是不属于 SAA 或 VSAA 的病例定义为 NSAA。有研究将 NSAA 分为输血依赖型(TD-NSAA)和非输血依赖型,前者是指患者血小板计数 ＜$10×10^9$/L 和/或血红蛋白＜ 70 g/L[21]。结果显示 TD-NSAA 患者向 SAA 进展的机会高达 19.2％[21]。非输血依赖型 AA 的患者,病情通常不会自发缓解,经过中位 86 个月(11～196 个月)的随访发现,诊断后 5 年的无进展生存率仅为 62±12％,10 年后疾病进展达 78％[22]。国内也有数据显示儿童 NSAA 即便经过环孢素和雄激素的治疗,经过中位43 个月(2～196 个月)的随访,能够达到缓解的比例只有 16.9％,13.4％的患者进展为 TD-NSAA 或 SAA,69.7％的患者持续维持血细胞减少的状态。中性粒细胞的绝对值＜$1.0×10^9$/L 可能是病情进展的危险因素[21, 23]。上述 3 项研究分析的是儿童 NSAA 的转归[21~23],有关成人患者的研究很少。

由于儿童骨髓造血情况、骨髓造血/脂肪组织容量及骨髓中细胞数和分配比例随着年龄增长变化,直至成年才趋于稳定,故在诊断时需要结合其年龄特点综合判断,现对于 AA 患儿骨髓组织病理诊断标准暂无明确报道,有待于进一步研究总结,虽然儿童重症标准与成人相同,但儿童的造血相对活跃,所以 NSAA 或者说不典型再障更多。儿童不同年龄段儿童骨髓细胞容量及细胞组分的标准值有所不同(表 2-1)[24]。

表 2-1　不同年龄段儿童骨髓细胞容量及细胞组分

年　龄	细胞容量	细　胞　组　成
出生时	90%～100%	髓系原始细胞增生,总量<5.0%原始细胞
新生儿	90%	出生后 2 周髓系细胞数下降;红系造血祖细胞减少 巨核系增生:可见单核小巨核细胞;淋巴细胞,特别是 B 系逐渐增多
1 个月～1 岁	80%～90%	粒红比:(5～12):1 髓系增生:稳定在 30%～35% 红系增生:在经历出生后一过性下降后,在第 2 个月达高峰;第 3～4 个月时出现第二次下降,其后维持 7%～9% 淋系:在出生后第 1 个月淋巴细胞占比例达 47.2±9.2%;以前体 B 细胞为主,T、NK 细胞所占比例小;该年龄段若见淋巴细胞聚集和浆细胞则考虑为病理性;淋:粒:红为 6:5:1;骨髓铁染色阴性
2～5 岁	60%～80%	粒红比:(2～4):1 髓、红系增生活跃,B 淋巴细胞、前 B 细胞下降,T 淋巴细胞比例稍上升,此时前 B 细胞若增多提示感染或 IBMFS 可能;4～5 岁开始骨髓铁染色可呈阳性
6～12 岁	50%～70%	粒红比:(2～4):1 淋系总数<20%,T 淋巴细胞数目占优势;骨髓铁含量达成人水平
12 岁～成人	40%～60%	粒红比:(2～4):1 淋系总数<20%,T 淋巴细胞数目占优势;可见淋巴细胞聚集现象

2.3　再生障碍性贫血的临床及血液学完整评估

　　准确的诊断是及时、合理治疗再生障碍性贫血(AA)的基础,而准确的诊断有赖于完整和系统的临床及血液学评估。由于众多疾病状态均可以表现为骨髓衰竭,因而实验室检查是诊断 AA 的核心和基础。在临床中,是否及时完整对患者进行实验室的检查评估,关系患者能否得到正确诊断,对患者的治疗和预后意义重大。由于担心系统评估的费用太高,有时临床医生会选择观察,但是,AA 的临床过程并不均一,临床观察不能够取代实验室检查和检验的系统评估。因为,这可能延误对于 AA 患者的准确把握,并因此延误合理诊断和治疗,反而大大增加了患者的医疗成本,影响了治疗效果。系统的实验室检查需要具备以下 4 个目的[25]:① 排除其他原因引起的全血细胞减少和骨髓增生低下;② 排除 IBMFSs;③ 探查潜在病因;④ 评估克隆性造血的存在(含 PNH 克隆)。

2.3.1　症状和体征

贫血、出血及感染是 AA 患者临床表现的病理生理学机制,也是所有造血系统疾病导致骨髓造血功能衰竭后的共同归宿。出血往往是首发和突出的表现,贫血也发生较快,由于 AA 患者的淋巴细胞和体液免疫尚完整,因而尽管存在粒细胞减少或缺乏,在发病早期,严重感染并非必然,相反,在治疗后感染并发症出现机会增高,这一方面与粒细胞缺乏时间延长有关,也同使用免疫抑制剂有关。

对于儿童或中年之前的成人,如果存在发育迟缓、皮肤色素沉着或脱失、骨骼发育异常尤其是累及拇指时,需要注意是否范科尼贫血[26];有指甲发育不良、皮肤网状青斑及口腔白斑三联征提示先天性角化不良症[26];外周淋巴水肿可能提示为因 GATA2 突变所引起的 Emberger 综合征。

2.3.2　外周血细胞计数及形态

按 AA 的定义,患者血常规检查结果应该为血红蛋白<100 g/L,中性粒细胞计数<1.5×10^9/L,血小板计数<50×10^9/L,网织红细胞计数<40×10^9/L,网织红细胞比例往往低于 1%。但是需要注意自动化血常规分析仪对于网织红细胞的检测结果往往偏高,如果采用自动血常规分析仪的数据,有学者提出将诊断 AA 的网织红细胞计数要求调整为网织红细胞计数<60×10^9/L,在对 AA 进行严重程度分型判断时注意采用传统手工网织红细胞计数[27]。部分患者在发病早期仅仅表现为单系减少,常为血小板减少,对于这部分患者需要密切观察血常规和骨髓改变,以免漏诊。淋巴细胞计数往往正常或减少,如果单核细胞数量减少或缺乏,需要注意是否毛细胞白血病或 GATA2 突变所引起的 Emberger 综合征。外周血中性粒细胞可表现中毒颗粒,但是不会出现病态改变,红细胞可呈现为大细胞形态或嗜多色性红细胞,血小板一般体积偏小。

2.3.3　骨髓形态学

骨髓穿刺涂片细胞学检查通常显示骨髓小粒减少,有核细胞增生低下,显著脂肪空泡。淋巴细胞、浆细胞、巨噬细胞和肥大细胞在骨髓中存在,因髓系造血低下,使得这些非造血细胞更加容易被发现。骨髓小粒主要为非造血细胞组成的空虚结构。少数情况下,骨髓小粒可以显示增生活跃,称为造血热点,但是即便在这样的增生活跃部位取材,巨核细胞通常是减少的。造血热点现象与 AA 的预后没有关系。骨髓红系前体细胞减少,可能显示为晚幼红细胞为主,部分细胞可能出现轻度的大细胞样病态样形态改变,有时甚至难以与骨髓增生异常综合征相区别,这种现象可能是由于代偿性 EPO 水平增加所致。粒细胞和巨核细胞不会呈现病态改变。在早期,骨髓中巨噬细胞可增多,甚至出现嗜血现象,也可以在背景中出现嗜酸性物质,提示存在炎症所致的间质水肿。由于 AA 发生发展过程中造血状态可能有部位差异,所以,必须多部位评价才能准确评估造血系统损伤的程度。

儿童处于生长发育期,增生灶较多,故需行多部位骨髓穿刺检查。由于 AA 的患者骨髓造血存在向心性萎缩的趋势,所以诊断应该进行的骨穿部位为髂骨或者多部位,不推荐单纯进行胸骨的检查来确定或否定 AA,以免误诊和漏诊。

2.3.4　骨髓组织病理学

骨髓活检是诊断 AA 的必备检查,而且取材特别重要,最好能尽早多部位检查,以便尽早确立诊断。活检组织至少需要达到 2 cm,这样才能准确评估总体造血面积,评价残留造血细胞的形态并排除异常细胞的浸润或骨髓纤维化。在诊断时需要注意以下几个问题:第一,需要避免沿骨皮质下活检,因为皮质下骨髓在正常情况本来就是增生减低的。第二,大部分情况下活检标本显示各视野均为增生减低,但是也可以发现残留造血部位,甚至在局部活检部位呈现红系和粒系细胞增生旺盛,此时增生的细胞往往为同一分化阶段的细胞,提示来源于寡克隆的前体细胞。如果病理学上将这些细胞描述为髓系幼稚细胞,可能影响临床医师对 AA 的判断,此时,针对红系的免疫组化染色可准确进行系列归属。第三,在早期,可能会发现局部有淋巴细胞的簇状聚集,但是骨小梁旁的淋巴聚集多数提示淋巴瘤。第四,网状纤维增加、巨核细胞免疫酶标时病态造血以及原始细胞的出现提示不能诊断 AA。据国际再障研究组（International Aplastic Anemia Study Group）的建议，如果骨髓活检结果细胞容量低于 25%，或者低于 50%但是造血细胞小于 35%，都是诊断 AA 的骨髓活检指标。

2.3.5 克隆性造血分析

AA 的血液学特点是骨髓造血容量减少，但是在这种看似一致性骨髓衰竭的血液学特征之下，不同个体或者同一个体的不同时期，其造血过程却存在异质性，在骨髓衰竭的表面特征之下，造血克隆却存在不停地演化之中。例如，有研究显示 12%被确诊为典型 AA 的患者在诊断初期就出现或呈一过性改变的细胞遗传学异常，最常见的是染色体三体（数量增加）而且克隆较小，可以在免疫抑制治疗后克隆减小、消失或者持续在小克隆水平[28]。约 50%的患者在确诊 AA 后的 30 个月内，染色体核型从正常转变为异常。克隆演变最常见的核型异常为 7 号染色体的数量与结构异常约占 40%，其次为＋8，13 号染色体的数量与结构异常，－Y 和复杂核型。与原发性 MDS 相比很少涉及 5 号与 20 号染色体。出现 7 号染色体异常与复杂核型的患者多向白血病转化。

目前可以采取传统的细胞染色体核型分析、FISH 技术及测序技术来深入理解和评估 AA 时的造血克隆演变。由于细胞数显著减少，AA 患者行染色体核型分析可能由于分裂期细胞过少而不能完成。此时采用 FISH 法检测 MDS 常见的 5、7、8 和 13 号染色体的异常可能有助于识别有意义的恶性克隆依据。但是目前已经明确，AA 时可以出现多种染色体异常，例如 del(13q)或＋8 可在 12%的患者中出现。尽管－7 在儿童中往往提示 MDS，但是成人 AA 中也有报道。建议有条件者，尽量采用新的遗传学技术和基因测序技术更加深入地分析造血的克隆性。目前有学者认为在免疫打击下，残存的克隆性造血在免疫打击自发缓解或 IST 治疗后可能获得生存优势，有些遗传学改变使得优势克隆向恶性造血发展，例如 DNMT3A、ASXL1 和 RUNX1 等基因的突变；而有些遗传学改变可以较稳定地长期存在，例如 PIGA 或 BCOR/BCOR 等基因的突变[29]。总之，诊断 AA，不能停留在血液学水平，随着二代测序的普及，实验血液学诊断从 MICM 分型将发展为 MICM（G）分型，这样才能更加准确地判断病情，也才能为患者选择合理的治疗方案。

根据 O Shouichi 等人对日本儿童血液中心 1994—1998 年间收治的共 159 名初治获得性 AA 患儿的染色体统计,出现染色异常患儿共 7 人,占总人数的 4.4%,与成人不同的是患儿以染色体结构变异为主[del(6),del(5),del(13),del(20)或一7],中位年龄为 11 岁[30]。

2.4 再生障碍性贫血初诊需要完善的诊断项目

2.4.1 基本检查

(1) 外周血细胞计数、白细胞分类、网织红细胞计数及血涂片镜检。

(2) 骨髓细胞形态学(成人患者应包含髂骨和胸骨)。

(3) 骨髓活检(包含 $CD34^+$ 细胞及巨核细胞的免疫组化,必要时做其他免疫指标)。

(4) 细胞遗传学(染色体、MDS 相关 FISH)。

(5) 髓系恶性肿瘤基因突变。

(6) 外周血 HbF% 水平。

(7) 外周血细胞断裂试验及彗星试验。

(8) PNH 克隆检测(粒细胞 FLARE,粒细胞和红细胞的 CD55 及 CD59 检测)。

(9) 淋巴细胞亚群分析。

(10) HLA 分型。

(11) 血液维生素 B_{12} 和叶酸水平、血清铁蛋白。

(12) 肝功能。

(13) 病毒:肝炎病毒 A/B/C、EBV、CMV、HIV 和微小病毒 B_{19}。

(14) 自身免疫抗体谱。

(15) 免疫全套+轻链(IgG、IgA、IgM、Kap、Lam)。

(16) 胸部影像学检查、腹部超声、心电图和超声心动图。

(17) 儿童加做脊柱磁共振以排除脊柱畸形(或 X 线)。

2.4.2 推荐进一步检查

(1) 流式细胞学检测骨髓 $CD34^+$ 细胞比例。

(2) 骨髓单个核细胞自身抗体检测(临床意义有待确定)。

(3) 进一步遗传学检查。

① 先天性遗传性骨髓衰竭综合征相关基因异常检测。

② 常见髓系血液系统肿瘤基因突变。

（4）全基因组不平衡染色质异常。

（5）端粒酶长度及端粒酶复合体基因突变（检验平台尚不稳定）。

2.5　再生障碍性贫血的鉴别诊断

再生障碍性贫血（AA）的基本诊断条件是外周血细胞减少和骨髓造血细胞增生低下。由于目前 AA 的发病原因及机制仍然存在一定的异质性，尚未有客观、明确的实验室指标来建立 AA 的诊断（正面诊断），因而临床中必须要排除其他已经明确定义的、可引起全血细胞减少或骨髓衰竭的疾病。其中包括多种获得性疾病，例如各种血液系统疾病［如阵发性睡眠性血红蛋白尿（PNH）、骨髓增生异常综合征（MDS）、低增生性白血病等］；某些自身免疫性疾病（如系统性红斑狼疮）；某些急性或慢性细菌或病毒感染（如不典型分枝杆菌、多种病毒等）；各种原因引起的脾亢及药物因素等。由于众多遗传性骨髓衰竭性疾病临床发病可以较晚、可以没有遗传家族史、发育异常可以不典型，所以，诊断获得性 AA 需要注意排查先天性骨髓衰竭性疾病。以下主要讨论与 AA 诊断密切相关的骨髓增生异常综合征和阵发性睡眠性血红蛋白尿症，并简单介绍在诊断 AA 时需要考虑的其他鉴别诊断问题。

2.5.1　骨髓增生异常综合征

骨髓增生异常综合征（myelodysplastic syndrome，MDS）是一组起源于造血干细胞的克隆性疾病，由于克隆性造血的存在和扩增，表现出难治性血细胞减少、骨髓病态造血以及髓系白血病转化的临床特征。无其他原因可解释的长期血细胞减少（无效造血）和骨髓造血细胞病态改变（病态造血）是 MDS 的基本血液学特征。随着机制研究的进展，MDS 的诊断越来越重视恶性克隆性造血的直接证据。细胞遗传学和分子生物学对染色体和基因结构和数量异常的检测在 MDS 的诊断及判断病情演变中起到非常重要的作用。需要注意构成 MDS 诊断的必备条件是血细胞减少，在染色体异常层面定义的克隆性造血及形态学层面定义的病态造血是构成 MDS 的次要条件。如果只有克隆性造血或者只有病态造血而没有血细胞减少，分别定义为意义不明的克隆性造血（CHIP）或意义不明的病态造血。如果只有长期稳定的血细胞减少，多部位穿刺没有造血衰竭的证据,且缺乏病态造血和克隆性造血证据,定义为意义不明的血细胞减少症(ICUS);如果有血细胞减少但是没有病态造血,克隆性造血的证据可以替代病态造血构成 MDS 的诊断(MDS - U)。

　　某些低增生 MDS 可呈现造血衰竭的表现,例如全血细胞减少,网织红细胞不高甚至降低,骨髓增生减低,有时很难与 AA 相鉴别。但是该种类型的 MDS 的骨髓增生常不会类似于重型或极重型 AA,其表现更多类似于非重型 AA。髓系未成熟前体细胞异常定位(ALIPs)是指髓系原始造血细胞离开骨小梁内皮细胞,进入骨小梁旁区或骨小梁间区进行自主性增殖,在骨髓组织活检检查时出现3~5 个或更多原始粒细胞、早幼粒细胞呈簇状积聚的现象。这一现象是 MDS 的最具有特征性的病理学证据,可作为 MDS 与再障鉴别的要点之一。但是需要注意 ALIPs 可能非 MDS 所特有,AA 患者的骨髓中残留造血热点中既可能出现不成熟粒细胞(不等同于原始细胞)的少量聚集,也可以出现由发育异常的幼稚红细胞组成的造血岛,形态学上易误判为 ALIPs,两者往往需要进行免疫组化染色才能准确区分。此外,红系病态造血在 AA 中也很常见,不能作为与 MDS 的鉴别依据。

　　以下征象提示患者的骨髓衰竭是由于恶性克隆性疾病导致的:① 粒细胞和巨核细胞系病态造血,血片或骨髓涂片中出现异常核分裂象。② 骨髓纤维化,骨髓活检示网硬蛋白增加。③ 外周血、骨髓涂片或骨髓活检中原始细胞(而非幼稚细胞)比例增高;流式细胞学或免疫组化染色显示骨髓中 CD34$^+$ 细胞增多,可查得异常幼稚细胞克隆。对于有血细胞减少、骨髓增生减低、但是缺乏病态造血的患者,以下核型异常有助于鉴别 MDS 和 AA:t(11;16)(q23;p13.3);t(2;11)(p21;q23);inv(3)(q21q26.2);t(3;21)(q26.2;q22.1);t(1;3)(p36.3;q21.2);t(6;9)(p23;q34);−7 或 del(7q);−5 或 del(5q);i(17q)或 t(17p);−13 或 del(13q);del(12p)或 t(12p);del(9q);del(11q);idic(X)(q13)和 Complex karyotype。但是单独以下核型不作为 MDS 诊断依据:−Y,+8 或 20q−。这是由于这些患者常常对免疫抑制治疗有较好效果,有学者认为诊断成 AA 更合适。因为血液系统相关基因突变在 MDS、AA、PNH 及正常人群中均可以出现,也有学者认为基因突变尚不能作为鉴别 MDS 和 AA 的主要依据。对于 MDS,目前基因突变没有作为诊断指标,但是可能作为预后的因素。AA 最常见的基因突变有 PIGA 和 BCOR/BCORL1,往往提示对免疫抑制剂反应好、预后良好,诊断时可倾向于 AA;ASXL1,DNMT3A 与 MDS 和 AML 相关的基因突变提示对免疫抑制剂反应不佳,向 MDS 和 AML 进展的机会较大,预后不良[31],但是尚不能作为诊断 MDS 的主要依据。

2.5.2 阵发性睡眠性血红蛋白尿症

阵发性睡眠性血红蛋白尿症(paroxysmal nocturnal hemoglobinuria,PNH)是一种后天获得性的起源于造血干细胞水平的良性克隆性疾病。PNH 发病与 X 连锁的磷脂酰肌醇聚糖 A(PIG - A)基因突变有关,突变后血细胞膜上糖化磷脂酰肌醇(GPI)锚合成障碍,PNH 克隆来源的红细胞、粒细胞、单核及淋巴细胞上 G 锚连蛋白(包括具有抑制补体激活功能的 GPI 锚连膜蛋白)均部分缺失,引起血细胞,尤其是红细胞,易于发生免疫破坏,临床上表现为多系血细胞减少,获得性血管内溶血及血栓形成。PNH 克隆的出现和存在与骨髓微环境的免疫异常及自身克隆演变有关,这两个因素均可能导致正常骨髓造血衰竭。

典型的 PNH 可以通过典型的溶血证据与 AA 鉴别,然而不典型者可能无血红蛋白尿发作,但有造血衰竭表现,易误诊为单纯再障。部分患者处于典型 PNH 向 AA 或 AA 向典型 PNH 之间的过渡过程,骨髓增生程度可有动态变化,造成两者的识别更加困难。AA 和 PNH 并非完全不相容的概念,部分患者既有临床溶血的表现也符合 AA 的诊断概念(此时流式法常检测到 PNH 克隆＞10%),可以诊断为 AA 合并 PNH;约 50% 的 AA 患者通过流式细胞学法可检测到少量 PNH 克隆的存在(＜10% 且＞1.0%);可以诊断为 AA 并 PNH 克隆;如果 PNH 克隆为 0.01%～1.0%,可以诊断为 AA 并 PNH 微小克隆。因此,AA 与 PNH 的鉴别关键是溶血的证据和 PNH 克隆的识别。前者表现为网织红细胞计数增高、尿含铁血黄素阳性、血清间接胆红素增高和乳酸脱氢酶增高;后者主要依靠流式法检测粒细胞、单核细胞的 GPI - Anchor 及白细胞、红细胞膜表面的 CD55、CD59。

2.5.3 霍奇金和非霍奇金淋巴瘤

霍奇金淋巴瘤和非霍奇金淋巴瘤(HL 和 NHL)是起源于淋巴组织的恶性肿瘤。淋巴瘤引起全血细胞减少最常见的原因是淋巴瘤继发免疫紊乱,其次是淋巴瘤骨髓浸润及伴发的继发性骨髓纤维化。但是需要注意,淋巴瘤发生骨髓浸润的比例可能远高于原来预计。另外,少部分淋巴瘤可原发于骨髓,当肿瘤细胞分布不均匀、数量偏少或骨髓组织取材量少时均可能漏诊。淋巴瘤骨髓浸润可伴发骨髓纤维化,但是局灶性纤维化也容易被忽略。需要注意的是,AA 是一种免疫异常导致的临床综合征,骨髓中往往淋巴细胞比例增加,浆细胞易见,所以当淋巴细胞呈现小灶分布时容易误诊为淋巴瘤,免疫组化及基因重排有助于诊断。异常淋巴细胞在骨小梁区的聚集是淋巴瘤的一个重要特征,在骨髓活检时需要留意。其他肿瘤浸润性表现,例如无痛性淋巴结肿大、肝脾增大及乳酸脱氢酶增高等临床特征往往提示可能并非 AA。

此外,大颗粒淋巴细胞白血病(LGL)是一种慢性 T 淋巴细胞增殖性疾病,细胞毒性 T 细胞通过直接杀伤或产生细胞因子,负调造血而引起骨髓造血损伤,呈现纯红细胞再生障碍性贫血(PRCA),部分患者出现全血细胞减少和骨髓增生减低类似 AA。外周血涂片及骨髓涂片检查可发现大颗粒淋巴细胞增多或相对增多,骨髓活检可发现 CD3$^+$、CD8$^+$细胞间质浸润。

2.5.4 骨髓纤维化

骨髓纤维化(myelofibrosis,MF)指骨髓造血组织被纤维组织代替从而影响造血功能导致全血细胞减少,此时骨髓穿刺抽吸涂片检查往往为干抽或稀释,被误认为骨髓增生低下,需要与 AA 鉴别。原发性骨髓纤维化是慢性髓系恶性克隆增殖引起细胞因子异常造成骨髓纤维增生的一种疾病,早期可能出现全血细胞增多,中期由于脾大出现贫血和血小板减少,白细胞仍增多或减少,后期逐渐出现全血细胞减少和骨髓增生减低。骨髓常"干抽",骨髓及外周血涂片可见泪滴红细胞、有核红细胞、巨大血小板,髓系细胞核左移。因出现髓外造血,血涂片可以见到不成熟造血细胞。骨髓活检可见骨髓基质纤维增生,网硬蛋白增加和大量纤维细胞以及巨核细胞形态异常和集聚现象。伴脾大,常为巨脾,如果骨髓纤维化没有巨脾则需要考虑继发性。部分原发性骨髓纤维化患者可查得骨髓增殖性疾病的相关基因突变,如 JAK2 V617F 突变、CALR 突变及 MPL 突变等。许多其他系统和血液系统疾病均可能导致继发性骨髓纤维化,如髓系肿瘤(全髓白血病、巨核细胞白血病及骨髓增生异常综合征)、恶性淋巴瘤、转移癌、炎症反应、肉芽肿反应、结缔组织病及骨病等。其中,结缔组织病可引起自身免疫性骨髓纤维化,与原发性骨髓纤维化不同之处在于较少见泪滴形红细胞及巨核细胞聚集现象。

2.5.5 特殊感染

某些细菌、病毒(如 EBV、CMV、HIV 和副病毒 B_{19} 等)、真菌、立克次体、原虫等感染并发症时是一种全身的疾病状态,病原体本身或引发的各种炎症反应、免疫细胞激活等病理生理改变可导致全血细胞减少,甚至引起骨髓增生减低。需要注意与再障合并感染发热的患者进行鉴别。感染所致全血细胞减少一般是短期暂时性,原发感染控制后 2～4 周,造血可逐渐恢复,不同于 AA 的长期性免疫损害。

分枝杆菌,尤其是非结核性杆菌感染,会出现发热并全血细胞减少和骨髓增生低下。骨髓检查可发现肉芽肿、纤维化、骨髓坏死、噬血细胞等,可见泡沫状巨噬细胞吞噬现象。嗜酸性坏死常见于非典型结核分枝杆菌感染,结核分枝杆菌感染少有嗜酸性坏死和肉芽肿。疑为结核者,应送骨髓液行分枝杆菌培养。病变组织的分子生物学检验有助于判断分枝杆菌的菌种。

2.5.6 神经性厌食与长期饥饿

神经性厌食或胃肠道手术后不能进食、外科减肥手术后吸收减少,或其他原因导致长时间饥饿的患者,由于缺乏营养,会出现造血异常、骨髓增生减低或退化,导致全血细胞减少。

该类患者骨髓胶化(浆液变性或萎缩),造血细胞和脂肪细胞均减少,骨髓基质 HE 染色显示为淡粉色,而 AA 患者骨髓中脂肪细胞比例增高,可见不同程度的脂肪变性,尤其是早期演变阶段。红系和粒系前体细胞空泡化,浆细胞铁染色增多。此外,由于饮食结构或习惯引起维生素 B_{12} 和叶酸缺乏的患者,可以出现巨幼红细胞性贫血,严重的巨幼贫也可出现全血细胞减少,骨髓涂片形态有典型的改变:红系及粒系巨幼变,粒系核右移,巨核细胞数目不减少,容易与 AA 相区别。但由于有形态异常,需要注意与 MDS 鉴别,一般在补充造血原料及营养元素后 2 周左右血象会有治疗反应。

2.5.7 免疫性血小板减少症(ITP)

免疫性血小板减少症(immune thrombocytopenia,ITP)是自身

免疫异常引起的血小板破坏增多,导致血小板减少,出血症状。有时 AA 患者首先只表现出单独的血小板减少,造血细胞进一步损伤才出现全血细胞减少。但是 AA 患者骨髓增生减低或显著减低,巨核细胞减少或缺如,而 ITP 则一般巨核细胞增多或正常。多数患者糖皮质激素等免疫抑制治疗有效。

2.5.8 遗传性骨髓衰竭综合征

遗传性骨髓衰竭综合征(inherited bone marrow failure syndromes, IBMFs)患者均有不同程度的骨髓造血衰竭,表现出外周血细胞减少,骨髓一系或多系增生不良,且随年龄增长而逐渐进展。大多幼年确诊,少部分患者成人后确诊,需要注意与获得性 AA 进行鉴别,尤其是某些确诊为获得性 AA,但免疫抑制剂治疗无效的成人患者,更需要注意排查是否 IBMFs。除血液系统表现外,IBMFs 往往还合并有躯体发育不全的表现,部分患者可追踪到家族史,患者本人或家庭成员可查得染色体异常或基因突变。大部分患者青中年时期死于骨髓衰竭、多种肿瘤及感染等。部分患者进展为血液系统恶性肿瘤。需要格外注意,遗传学因素在 AA 中的作用可能被低估:首先,IBMFs 可以到成人期才发病,而成人血液科医师往往不太重视遗传学因素导致漏检和漏诊;其次,临床确诊的 IBMFs 患者有明确家族史的比例只有 25%;再次,在免疫异常攻击发生时,不同遗传背景的人群可能具有不同的造血系统的修复能力。因此,建议对于中年之前的骨髓衰竭性疾病的患者能够进行造血衰竭相关基因的筛查。

IBMFs 有三大特征:骨髓衰竭,不同程度躯体畸形和肿瘤易感性。主要包括范科尼贫血(FA)、先天性角化不良综合征(DC)、Shwachman - Diamond 综合征(SDS)、先天性纯红细胞再生障碍性贫血(DBA)、严重先天性中性粒细胞缺乏(SCN)、血小板减少伴桡骨缺失(TAR)、先天性无巨核细胞血小板减少(CAMT)、家族性急性髓系白血病伴倾向(FPD/AML)。当患儿出现全血细胞减少时,需要特别注意排除该类疾病。熟悉 IBMFs 的临床特征有助于尽早想到该类疾病,最常见的特征是皮肤黏膜三联征(异常色素沉着、指甲发育不良及黏膜斑白,发生率分别为 89%、88%、78%)和骨髓衰竭(85.5%),其他临床提示有眼睑畸形和溢泪症(30.5%)、学习困难/发育迟缓/智力低下(25.4%)、肺病(20.3%)、身材矮小(19.5%)、广泛的龋齿/损失(16.9%)、食管狭窄(16.9%)、头发早白及睫毛脱落/白化/稀疏(16.1%)、多汗症(15.3%)、肿瘤(9.8%)、宫内发育迟滞(7.6%)、肝病/消化系统溃疡/肠下垂(7.3%)、共济失调/小脑发育不良(6.8%)、性腺功能减退/隐睾(5.9%)、小头畸形(5.9%)、尿道狭窄/包茎(5.1%)、骨质疏松/无菌性坏死/脊柱侧弯(5.1%)和耳聋(0.8%)。

有两种情况可以诊断 IBMFs,即满足某一类型的 IBMFs 的诊断标准[32],或者至少满足以下 3 项中的 2 项。

(1) 慢性骨髓衰竭的表现(需至少满足以下中的 2 项)

① 至少 3 个月中 2 次不连续的检查发现血细胞减少。

② 骨髓前体细胞减少或造血干祖细胞克隆形成能力下降或无效造血证据。

③ 血红蛋白 F 持续增高超过 3 个月。

④ 持续存在大红细胞超过 3 个月(除外溶血及营养性贫血)。

(2) 至少具有以下一项提示先天性原因导致的慢性骨髓衰竭

① 一级亲属患有骨髓衰竭。

② 多系统异常从而提示先天性综合征。

③ 1 岁以内发病。

(3) IBMFs 相关基因突变阳性见表 2 - 2

39

表 2 - 2　IBMFs 基因变异

疾病	遗传方式	基因(患者中的比例)
DBA	AD	RPS19(~25%)、RPL5 (~6.6%)、RPS17(~1%)、RPS24(~2%)、RPL35A(~3%)、RPL11 (~4.8%)、RPS26(~2.6%)、RPS7(~1%)、RPS10(~6.4%)
	XR	FANCB(~2%)、其他(rare)
CAMT	AR	MPL(~100%)
SDS	AR	SBDS(>90%)
SCN	AD	ELANE(50%~60%)、GFI1(~1%)、CSF3R(未知)、RPL35A(~3%)
	AR	HAX1(10%~15%)、G6PC3(未知)
DC	XR	DKC1(~36%)
	AD	TERC(~6%)、TERT(~1%)、TINF2(未知)
	AR	NOP10(<1%)

2.5.9 GATA2 缺陷症（GATA2 Deficiency）

GATA2 是一种造血细胞发育相关的转录因子，其杂合突变导致功能不全，可表现为多种临床综合征[33]，如单核细胞减少并分枝杆菌感染；树突状细胞、单核细胞、B 细胞及 NK 细胞缺陷；家族性骨髓增生异常综合征/急性髓系白血病以及 Emberger 综合征（原发性淋巴水肿并骨髓增生异常综合征）。当全血细胞减少合并骨髓增生低下时，如果表现有外周血单核细胞减少或缺失，B 淋巴祖细胞缺乏，CD4：CD8 比例倒置时，提示 GATA2 缺陷可能，需要进行基因筛查以便选择合适治疗[34]。

2.5.10 急性造血功能停滞

急性造血功能停滞（acute arrest of hemopoiesis，AAH）目前仍然是一个比较模糊的概念[35, 36]，国内外尚缺乏统一诊断标准。它是指在某些诱因，如急性病毒或细菌感染或药物作用下，激发机体免疫反应，引起免疫细胞激活，造血负调细胞因子释放增加，促使造血功能紊乱和代偿失调，血细胞发生暂时性减少或缺如，但是经过早期积极支持治疗，患者可能痊愈。依据定义，AAH 表现为全血细胞减少，骨髓增生低下，但是病情具有自限性。国外学者强调骨髓涂片中出现巨大的早幼红细胞是其形态学特征[35]，而国内长期采用回顾性诊断的方式定义 AAH[36]。往往有医生担心患者是 AAH，希望能够自发缓解，但是依据转归来定义一种疾病似乎存在逻辑上的疑问，而且在临床实际诊疗过程中可能造成延误治疗，反而影响 AA 的治疗结果，因而建议对符合现行 SAA 诊断标准的患者应当进行积极的诊断和治疗，如果经过 2～3 周的诊断和初步支持治疗阶段造血未能自发好转，积极行移植或免疫抑制治疗，以免延误治疗时机。

40

2.6 再生障碍性贫血的治疗策略

在英国和中国的再生障碍性贫血相关指南中，年龄和是否有同胞全相合供者是决定 SAA 起始治疗方案的主要标准，但是，造血干细胞移植技术体系不断进步，而且患者生理性年龄与实际体质可能相差巨大。因此，在实际操作中可能不适合作为治疗方案的选择基准。例如，对于年龄较大的患者，造血干细胞移植的风险自然增大，但是强化免疫抑制后感染等风险也同样增大[37]；而且，年龄越大的患者可能存在恶性克隆造血的机会也增大，强化免疫抑制后发生克隆演变的机会也增加。因此，AA 的治疗应该结合患者对所选治疗方案起效的可能性、其身体条件、患者及家庭意愿以及医疗资源等综合因素进行个体化治疗。

AA 对正常生理活动和社会活动具有重大影响，病情拖延不仅容易合并其他并发症，而且生存质量往往较为低下。更重要的是，相当大一部分患者会由非输血依赖进展为输血依赖。因此，采用强化免疫抑制治疗的指征和时机也需要根据患者的意愿和需求进行考虑。一般来说，对于起病时严重程度未达 SAA 标准的患者建议积极采用环孢素或他克莫司进行初步治疗，并且需要密切观察病情变化。一旦非重型再障患者病情进展为红细胞输注依赖或活动性出血时，往往提示该患者的造血已经不能满足其生理需要，此时需要尽早使用强化免疫抑制治疗。对于非重型输血依赖性 AA 患者的标准免疫抑制治疗已经有学者在关注，国内学者已经在进行研究。而一项来自日本的研究提示对于中度 AA 的患者如果积极采用 IST 治疗，6 个月有效率可达 54%，但是即便如此积极治疗，仍然有近一半的患者需要二次 IST 治疗或干细胞移植。该研究显示采用积极的 IST 及后续二线治疗，10 年生存率可达 96%，提示对于非重型 AA 也需要逐步提高早诊早治的意识[38]。

对于免疫损伤显著、骨髓衰竭程度严重的患者，常规的免疫抑制治疗并不能阻止其对造血系统的损伤，反而不可避免地造成造血功能和临床状况的进一步恶化，因而对于重型和极重型 AA 的患者，需要及时、有效地启动强化免疫抑制治疗（IST）或者异体造血干细胞移植治疗。

由于造血干细胞移植过程不仅可以有效抑制或清除患者原有的免疫系统，终止异常的免疫对造血系统的攻击，而且不论残留的造血如何，异体干细胞移植后可以补充大量的造血前体细胞以便短期重建造血，使患者脱离血细胞缺乏状态，因而理论上是 SAA 的理想治疗方法。但是，由于造血干细胞移植过程可能会造成免疫缺陷，有发生各种感染的风险，而且可能出现移植物抗宿主病的风险，因而需要把握适应证以增加治疗的安全性。英国血液学标准委员会的指南是较为认可的国际指南，其对强化免疫抑制治疗和造血干细胞移植的适用情况做出了较为详细的建议。

需要注意，指南的推荐是基于相应的临床研究得出的倾向性的建议,随着时代的进步,治疗建议会发生变化,因此,我们必须要研究和阅读文献,研究相关推荐的成因,才能科学地理解和使用指南。例如,在 2003 年的英国指南中,同胞全相合造血干细胞移植的指征是年龄<30 岁的重型患者,在 30～40 岁的话可以选择同胞全相合移植或强化免疫抑制,无关相合供者移植只有在至少 1 个疗程的免疫抑制失败后而且年龄<40 岁时才考虑[39]。在 2009 年的英国指南中,同胞全相合干细胞移植的指征把患者年龄放宽至<40 岁的重型患者,无关全相合移植的指征仍然为 1 个以上疗程的免疫抑制失败后,但是患者年龄放宽在 50～60 岁[40]。2015年英国指南再次放宽同胞全合移植的年龄至<50 岁的 SAA 患者,而对于无关供者全相合移植的地位进一步提高,建议年轻患者可以作为一线选择,>35 岁的患者在免疫抑制失败后可以作为二线治疗并且不再对年龄做出限制,而且高分辨 HLA 配型 9/10 相合的供者也可以接受[25]。而国内学者已经在探索半相合移植治疗初治成人及儿童 SAA [41, 42],尽管 cGVHD 发生率偏高,但是总体生存好于 IST。

42

除了年龄因素外,具有以下特征的 SAA 患者,可以在有移植经验的单位优先选择同胞全相合或替代供者进行造血干细胞移植治疗:第一,存在髓系肿瘤相关的基因突变,提示患者的造血存在克隆性异常,具有高危的向恶性疾病演化的可能性,这部分人群可能在IST 后有更多的机会进展为 MDS 或白血病,因而早期进行干细胞移植可能有利于长期存活[31];第二,端粒的长度反应造血的功能,有研究显示造血细胞端粒缩短或端粒酶复合基因异常的患者不仅更容易在免疫攻击的情况下发生造血衰竭,而且对 IST 的治疗反应也不会太好[7]。

除了供者匹配程度、细胞来源及年龄,影响移植效果的重要因素是治疗的时机。如果及时有效治疗,大部分患者可以在 1～3 个月内病情缓解,脱离输血,因此,无论是选择 IST 还是干细胞移植,医师和患者需要尽快决定治疗,尽早启动 HLA 配型和考虑供者筛选[43, 44]。及时诊断并进入治疗程序对于保证 AA 的治疗效果非常重要,临床医师需要采取系统的方法尽快确诊 AA,切忌因不典型而疏漏,因不敢诊断而造成治疗时机的延误[45]。

另一方面,除了年龄,有一些指标可以用来预测 IST 的治疗反应,可以用来指导临床决策。文献报道预测 ATG 有效可能性大的指标包括:年轻患者,AA 严重程度低,网织红细胞绝对计数 $>25\times10^9/L^{[46]}$;淋巴细胞绝对计数 $>1.0\times10^9/L$;细胞遗传学发现存在 $+8$ 或 del(13q)$^{[47,48]}$;存在 PNH 克隆$^{[11,12,49\sim51]}$,但也有报道不支持$^{[46]}$。端粒的长短不仅与 AA 的发生有关,虽然就端粒缩短是否能够预测 AA 患者 IST 治疗后的血液学反应尚存在不同意见,但是端粒缩短的患者复发率高、克隆演变率高、生存时间短$^{[8]}$,这可能是由于端粒缩短后造血系统维持稳态的能力下降所致。另有研究显示对 G-CSF 的反应$^{[52]}$、TPO 水平、诊断到应用 ATG 的时间$^{[52]}$及调节 T 细胞亚群$^{[12]}$等可用来预测 IST 的治疗反应。

2.7　重型再生障碍性贫血的免疫抑制治疗

英国再生障碍性贫血指南建议免疫抑制治疗(IST)是除造血干细胞移植之外治疗 SAA 或 VSAA 的一线选择。部分 NSAA 也有 IST 的使用指征。

2.7.1　IST 治疗方案的设计

ATG 不单独用于治疗 SAA,往往需要与长程钙调磷酸酶抑制剂类药物(主要是环孢素)组成短程强化(ATG)及长程维持(环孢素)的整体方案。因此重型 AA 的标准 IST 治疗是 ATG 联合环孢素或他克莫司。起初,ATG 联合环孢素治疗重型再障的研究采用的环孢素维持时间是 6 个月$^{[53]}$。为了减少复发增加疗效,2003 年后,多数临床应用中环孢素的维持时间超过 1 年。但是,值得关注的是,近来有研究证实在足量维持 6 个月后再逐步减量维持 18 个月可以使复发时间延缓 1 年左右,长时间随访后延长环孢素维持时间并没有显著降低总体复发率。因此,IST 方案中 ATG 和环孢素的组合方式似乎还有改进的空间$^{[54]}$。

早期研究已证实 ATG 基础上联合 CsA 能提高 IST 疗效。来自意大利的研究表明 CsA 缓慢减量组复发概率明显低于 CsA 停用组$^{[55]}$,但也有研究认为 CsA 缓慢减量只是延迟复发的时间而并不能降低复发率$^{[54]}$。国内专家共识认为血象恢复达到平台期后 CsA 应继续维持 1 年以上。CsA 对 T 细胞的抑制作用呈浓度相关性,低浓度 CsA 可刺激 Treg,而高浓度抑制 Treg$^{[56]}$。韩国学者认为 ATG 后 2 周内维持较高的 CsA 谷浓度可提高疗效$^{[57]}$。但也有学者认为

43

低浓度 CsA 与更好的粒细胞恢复相关[58]，临床上也有报道低剂量 CsA 治疗难治性 SAA[59]或隔日应用 CsA 方案治疗 SAA[60]同样也可取得较好疗效。最新的英国 AA 指南已将有效 CsA 谷浓度下调至 100～200 ng/mL，峰浓度尚无明确定义，有作者认为 C2≥700 μg/L 或可进一步提高 SAA/VSAA 患者 IST 治疗反应率[61]。

环孢素在 ATG 后多久使用目前并无明确研究可做推荐。英国指南中提到在与 ATG 合用的糖皮质激素减量时开始使用环孢素（ATG 后 2 周左右）。起始剂量为 5 mg/(kg·d)，维持谷浓度在 100～200 ng/mL。由于有单项研究显示在 ATG 使用的 2 周内高浓度的环孢素可能提高治疗效果[57]，因而环孢素的起始使用时间和剂量仍然有待后续研究确定。环孢素使用至脱离输血依赖并至少 12 个月，达缓解后缓慢减量并在减量过程中密切观察血常规，如果发现减量后血常规再次回落，需要恢复至原有效剂量。如果患者仅仅达部分缓解，往往需要持续使用环孢素[62]。

湖南骨髓衰竭性疾病协作组推荐 ATG 联合环孢素的用法为：rATG，3.5 mg/(kg·d)×5 d；pATG：30 mg/(kg·d)×5 d。环孢素与 ATG 同步使用，起量 5 mg/(kg·d)，前 3 周谷浓度 200 ng/mL，后改 150 ng/mL。达最大疗效后至少再继续使用 12 个月，浓度维持在 120 ng/mL。之后可每 2～3 个月减量 25 mg。如果减量后血细胞计数下降，可恢复至减量前所用剂量。

2.7.2　ATG 的种类

根据宿主来源，ATG 有以下品种：hATG（ATGAM®；Pfizer）为马来源 ATG，ATG-S（Thymoglobulin®，Genzyme）和 ATG-F（ATG-Fresenius S®，Fresenius Biotech）为兔来源 ATG，pATG（Wuhan Institute of Biological Products）为猪来源 ATG。

2.7.3　ATG 的作用机制

虽然概念上 ATG 的作用是通过消除 T 淋巴细胞，减除其对造血的抑制，从而发挥疗效。但实际上，ATG 治疗 AA 的作用机制尚未完全明确。目前认为机制至少包含如下 3 个方面：① 诱导 T 细胞凋亡。研究发现 ATG 通过 Fas、肿瘤坏死因子、组织蛋白酶 B 等途径诱导 T 细胞凋亡[63,64]。② 增加调节 T 细胞数量及功能。体外研究发现低剂量 rATG 通过增加 Th2 细胞因子（IL-4、IL-5、IL-10）促使 CD4$^+$CD25$^-$T 细胞向 CD4$^+$CD25$^+$ 细胞转化，进而增加调节 T 细胞的数量及功能,而 hATG、阿伦单抗则无此作用[65,66]。
③ 直接刺激造血干细胞增殖。ATG 属于多克隆抗体,除可直接结合 T 细胞外,还可以结合 B 细胞、单核细胞、NK 细胞以及造血干细胞。ATG 可直接结合 $CD34^+$ 细胞[67]。高浓度 ATG(1 000 mg/mL 和 100 mg/mL)抑制 $CD34^+$ 造血干细胞增殖,而低浓度 ATG(0.1 μg～10 μg/mL)则可刺激 $CD34^+$ 细胞增殖[68]。

2.7.4 ATG 的药代动力学

ATG 输注后 1 周时血清 ATG 浓度可达到高峰(rATG 和 hATG 分别为 100.8 ± 4.2 μg/mL,237.6 ± 12.7 μg/mL),随后开始衰减。rATG 较 hATG 半衰期要长,rATG 输注 1 个月时仍有 50% 以上,而 hATG 仅有 25% 左右[69]。3 个月仍可检测到微量 rATG[70]。6 个月时均无法检测到 ATG。

2.7.5 ATG 的疗效

IST 起效大多在应用 ATG 后 3～4 个月,如果及时治疗,疗效出现更早。6 个月有效率(CR+PR)各中心报道有所差异,35%～70% 不等。来自前瞻性的临床研究认为 hATG 疗效,包括有效率、CR 率、无移植生存率、总体生存率,要优于 rATG[71~74](表 2-3)。一些回顾性研究支持类似结果[75,76],因此英国血液学会 AA 治疗指南中仍将 hATG 作为 IST 的一线用药。也有不少研究认为 rATG 疗效与 hATG 疗效相当[52,77~83],鉴于 hATG 国内已退市,rATG 可作为一线 IST 治疗方案。rATG 有两种,一种是 Jurkat 细胞株诱导产生的 ATG(ATG-F),另一种是人胸腺细胞诱导产生的 ATG(ATG-S)。一项来自儿童 AA 的临床研究表明两者疗效相当[84],但多数研究认为 ATG-F 疗效要低于 ATG-S[85~87]。rATG 的疗效各家报道不尽相同(表 2-4),可能与应用 ATG 的时机、人种、环孢素的用法、ATG 的剂量等多种因素有关[52]。除 rATG 外,国内还有 pATG 可作为选择。来自国内研究文献表明 pATG 疗效与 rATG 疗效相当[85,88~91](表 2-5,表 2-6),但尚缺乏前瞻性随机对照研究来证实。

2.7.6 ATG 的用法及注意事项

先将单支 ATG 的 1/10 量(法国产兔源 ATG 2.5 mg,德国产兔源 ALG 10 mg)加到 100 mL 生理盐水中静脉滴注 1 h 行静脉试验(猪 ATG 皮试液做皮试),观察是否发生严重全身反应或过敏反应,

表 2 - 3 hATG 和 rATG 疗效比较（前瞻性研究）

研究中心	年龄（岁）	ATG 种类	剂量	例数	总有效率（CR＋PR）%	总体生存率%
NIH[71]（2011）	2～77	hATG	40 mg/kg×4 d	60	68	96（3 年）
		rATG－S	3.5 mg/kg×5 d	60	37	76（3 年）
EBMT[72]（2012）	17～75	hATG	NA	106	67（44＋23）	86（2 年）
		rATG－S	3.75 mg/kg×5 d	35	60（23＋37）	68（2 年）
Cleveland[73]（2011）	3～80	hATG	40 mg/kg×4 d	67	58（6＋52）	64（5 年）
		rATG－S	3.5 mg/kg×5 d	20	45（0＋45）	65（5 年）
EWOG[74]（2013）	<18	hATG	15 mg/kg×8 d	96	65	92（3 年）
		rATG－S	3.75 mg/kg×5 d	32	34	92（3 年）

注：EBMT 的研究中含有 26% 的 NSAA 病例。

表 2-4 hATG 和 rATG 疗效比较(回顾性研究)

研究中心	年龄(岁)	ATG 种类	剂量 mg/kg×5 d	例数	6 个月总有效率 (CR+PR)%	总体生存率%
巴西单中心[75](2011)	1~66	hATG	NA	42	59.5(11.9+47.6)	78.4(2 年)
		rATG-S	NA	19	34.5(6.9+27.6)	55.4(2 年)
韩国单中心[76](2013)	14~75	hATG	15	20	39.1(13.0+26.1)	83.5(5 年)
		rATG-S	2.5	46	45.3(1.9+43.4)	82.7(5 年)
中日韩多中心[77](2014)	0~17	hATG	15	297	60(19+41)	96(2 年)
		rATG-S	2.5	158	55(16+39)	87(2 年)
西班牙多中心[78](2015)	NA	hATG	15	62	75.4	NA
	NA	rATG-S	2.5~4	169	73.2	NA
日本单中心[84](2016)	16~75	hATG	15	25	56	96(2 年)
	15~72	rATG-S	3.5	22	64.6	89.8(2 年)

注:西班牙研究中 hATG 组中 29%为 NSAA,rATG 组中 50.3%为 NSAA。

表 2-5 rATG 疗效

研究中心	年龄（岁）	ATG 种类	剂量 mg/kg×5 d	例数	6 个月总有效率 (CR+PR)%	总体生存率%
日本多中心[79]（2013）	1～15	rATG-S	3.5	40	47.5(5.0+42.5)	93.8(2 年)
波兰多中心[80]（2014）	0.5～17.5	rATG-S	3.75	63	49.2(23.8+25.4)	67(10 年)
中国上海多中心[81]（2014）	1～16	rATG-F	5	124	55.6(17.7+37.9)	74.7(5 年)
中国天津单中心[82]（2015）	2～73	rATG-S	3.5～3.75	292	60.3(17.8+42.5)	83.2(5 年)
亚洲多中心[82]（2016）	2～81	rATG-S	2.5～3.75	117	24.3(0+24.3)	86.3(2 年)

注：日本多中心研究中，40%为 NSAA

表 2-6 pATG 疗效

研究中心	年龄（岁）	剂量 mg/kg×5 d	例数	6 个月总有效率 (CR+PR)%	总体生存率%
天津（2013）[85]	NA	20～30	26	44.3	NA
苏州（2015）[88]	3～64	30	43	66.7	87.4(2 年)
武汉（2015）[89]	14～52	25	69	73.9	88.4(2 年)
北京（2015）[90]	12～72	20～30	48	79.4(22.5+56.9)	81.8(5 年)
西安（2015）[91]	NA	20～30	36	69.4(25.0+44.4)	86.4(3 年)

若发生则停止 ATG 输注并及时抗过敏治疗,同时判定 ATG 静脉试验阳性,禁用 ATG;若静脉试验阴性则行标准 ATG 治疗。每日 ATG 静脉滴注时间维持在 $10\sim12\ h$,同时应用肾上腺糖皮质激素防止过敏反应。每天糖皮质激素总量以泼尼松 $1\ mg/(kg\cdot d)$ 换算为甲泼尼龙或氢化可的松,经另一静脉通道与 ATG 同步输注。也可以用对等剂量地塞米松每天分 2 次静脉使用。因 ATG 具有抗血小板活性的作用,故不能在输注 ATG 的同时输注血小板悬液。

由于 ATG 是异种蛋白,可能出现多种并发症。急性期不良反应包括超敏反应、发热、僵直、皮疹、高血压或低血压及液体潴留。患者床旁应备气管切开包、肾上腺素。血清病反应(关节痛、肌痛、皮疹、轻度蛋白尿和血小板减少)一般出现在 ATG 治疗后的 1 周左右,因此糖皮质激素应足量用至 15 d,随后减量,一般 2 周后减完(总疗程 4 周)。出现血清病反应者则静脉应用肾上腺糖皮质激素冲击治疗,每天总量以泼尼 $1\ mg/(kg\cdot d)$ 换算为氢化可的松或甲泼尼龙,根据患者情况调整用量和疗程。其他少见并发症包括急性肺水肿、癫痫和溶血等。

ATG 使用后,患者原有白细胞和血小板往往会显著下降,这是由于 ATG 的免疫作用,尤其是输注时可能与血小板结合而导致血小板消耗,因此多数专家认为在 ATG 使用期间应维持血小板 $20\times10^9/L$ 以上。ATG 后可能发生输血相关的移植物抗宿主病(TA-GVHD),尽管发生率低,但死亡率接近 100%,因此英国血液学会及 EBMT AA 工作组建议采取辐照红细胞及血小板。具体持续时间尚未统一,但建议直至停用环孢素。

使用 ATG 免疫抑制期间,建议预防性使用抗细菌药物(如喹诺酮类)、抗真菌药物(伊曲康唑或泊沙康唑),但预防性抗卡氏肺孢子虫治疗不作为常规使用。由于 ATG 使用后可导致长期淋巴细胞缺乏,亚临床的 EBV、CMV 再激活较常见,但多呈自限性。ATG 应用期间及应用后应预防性抗病毒治疗(阿昔洛韦或伐昔洛韦)。

2.7.7　提高 ATG 疗效的方法

国内外有单中心研究尝试采取一些策略以期进一步提高 ATG 疗效,例如保持 ATG 总剂量不变的情况下延长 ATG 应用天数[92]、早期联合应用静脉环孢素[57]和联合脐带血输注[93]等。这些措施的临床有效性有待确认。

49

2.7.8 ATG 治疗后复发及对策

国外有报道应用 ATG 后复发率为 15%～35%,而国内天津血研所报道的复发率仅 4.4%。这可能与国外一些中心早期研究中的环孢素仅维持半年或减量较快有关,而国内则多数缓慢减量,维持时间也长达 1～2 年。也可能与年龄构成和随访时间有关。此外,有报道端粒长度与复发有关[8](表 2-7)。

表 2-7　各中心复发率报道

研究中心	ATG 种类	例数	复发率(%)
NIH[71](2011)	hATG	60	28
	rATG-S	60	11
Cleveland[73](2011)	hATG	67	16
	rATG-S	20	5
巴西单中心[75](2011)	hATG	42	36
	rATG-S	29	30
韩国单中心[76](2013)	hATG	46	22.7
	rATG-S	53	27.3
中日韩多中心[77](2014)	hATG	297	7
	rATG-S	158	15
中国天津单中心(2013)[85]	hATG+rATG+pATG	345	5.5
中国上海(2014)[81]	rATG-F	124	3.2
波兰多中心(2014)[80]	rATG-S	63	6.3
中国天津单中心(2015)[52]	rATG-S	292	4.4
亚洲多中心(2016)[82]	rATG-S	117	6.3

首次 ATG 治疗后复发的患者,可以考虑第二次 ATG 治疗。据报道,55%～60%患者接受二次 ATG 仍然有效,但需更换 ATG 种类以避免血清病反应及产生抗体。也有重复 rATG 治疗的报道,5例复发患者 3 例仍然有效[94]。但是二次 ATG 的疗效显著差于干细胞移植。近来由于移植技术体系的成熟,移植的建议首次疗程 ATG治疗后复发的患者应该尽早进行同胞或替代供者造血干细胞移植治疗。

2.7.9 ATG 治疗后的造血克隆演变

国外报道 AA 接受 IST 治疗后进展为 MDS/AML 的概率为 15%[53],溶血性 PNH 概率约 10%,而国内报道概率较低。可能的原因包括病例数、诊断差异及人种差异等(表 2-8)。在诊断之初进行髓系肿瘤相关基因突变的分析可能有助于预测造血克隆演变的可能。尚需要前瞻性临床研究证实。

表 2-8 各中心报道的克隆演变概率

研究中心	ATG 种类	例数	克隆性演变(%)
NIH[71](2011)	hATG	60	21
	rATG-S	60	14
Cleveland[73](2011)	hATG	67	16.4
	rATG-S	20	10
韩国单中心[76](2013)	hATG	46	2.2
	rATG-S	53	3.8
中日韩多中心[77](2014)	hATG	297	5.1
	rATG-S	158	1.9
中国天津单中心(2013)[85]	h/r/pATG	345	5.5
中国上海(2014)[81]	rATG-F	124	0.8
波兰多中心(2014)[80]	rATG-S	63	1.6
中国天津单中心(2015)[52]	rATG-S	292	1.0
亚洲多中心(2016)[82]	rATG-S	117	5.0

2.7.10 ATG 治疗无效的原因及对策

ATG 治疗无效的原因包括:残留造血干祖细胞过少、非免疫因素发病、免疫抑制的强度不足、造血微环境对造血存在持续负性调控效应以及端粒酶异常[44]。ATG 治疗失败后优先考虑替代供者行无关全合供者或半相合造血干细胞移植;二次 ATG 的疗效差异大(表 2-9)。既往报道均为一线 hATG 无效改为 rATG 治疗,有效率为 30%~77%[95~97],但首次 rATG,再次应用 rATG 6 个月有效率为 0~22%[77, 94]。ATG 治疗失败后其他治疗方案还有阿伦单抗[97~99]、TPO 受体激动剂[100]、雄激素、间充质干细胞[101, 102]及临床试验(表 2-10)。

表 2-9　二次 ATG 临床研究

研究中心	例数	有效率%	总生存率%	复发率%	克隆演变%
Italy(1999)[95]	30	77	93(914 d)	NA	10
NIH(2006)[96]	22	30	70(1 000 d)	NA	18.1
NIH(2012)[97]	27	33	60(3 年)	19	14.8

表 2-10　ATG 失败后阿伦单抗治疗研究

研究中心	例数	方案	有效率%	总生存率%	复发率%	克隆演变%
Korea[97](2009)	4	30 mg/d×3 d	50	81.6(2 年)	NA	NA
EBMT[98](2010)	8	3-10-30-30-(30)mg	37	73(2 年)	NA	NA
NIH[99](2012)	27	10 mg/d×5 d	37	83(3 年)	11.1	3.7

2.7.11　其他免疫抑制剂

Johns Hopkins 中心报道大剂量 CTX 治疗 SAA 有效,尤其难治性 SAA 有效率达 47.8%[103]。国内天津血液研究所也报道中剂量 CTX 治疗 SAA 有效率、早期死亡率、总生存率及复发、克隆进展概率均与 ATG 相当[104]。来自 NIH 的临床研究则认为中大剂量 CTX 导致长期粒缺引起感染(尤其真菌)相关死亡率增高,且复发、克隆进展概率较高[105]。目前多数专家及指南并不推荐中大剂量环磷酰胺作为常规治疗(表 2-11)。

表 2-11　大剂量环磷酰胺治疗重型再生障碍性贫血的研究

研究中心	例数	方案 mg/d×4 d	有效率% (CR+PR)	总生存率%	复发率%	克隆演变%
Johns Hopkins (2010)	44	50	70.5 (43.2+27.3)	88 (10 年)	6.5	15.9
天津血研所 (2013)	48	30 mg/d ×4 d	64.6 (35.4+29.2) (6 m)	81.2 (5 年)	5.7	6.25
NIH(2014)	22	30 mg/d ×4 d	41 (18+23)	72.0 (2 年)	22.2	22

来自 NIH 的研究表明在 ATG+CsA 基础上加用吗替麦考酚酯

(MMF)[106]或西罗莫司[14]并未提高疗效。

有报道在应用 ATG 联合他克莫司治疗 SAA 疗效与 ATG＋CsA 相当[107]。个案报道对 CsA 无效患者应用他克莫司后有效[108]。

2.7.12 IST 后疫苗接种

有报道接种乙肝疫苗后发生 AA 以及 SAA IST 治疗后接种流感疫苗后导致复发[109, 110],因此 IST 后应尽量避免接种疫苗。

国内 2014 版儿童再生障碍性贫血指南推荐免疫抑制治疗(IST)期间及停药半年内避免接种一切疫苗。停用 IST 半年后,如免疫功能大部分恢复或基本恢复可接种必要的灭活或减毒疫苗。美国费城儿童医院建议 IST 一年内避免接种疫苗,停用 IST 一年后可接种灭活疫苗,由于潜在的感染性并发症,以及再障复发的潜在风险,不推荐减毒活疫苗,使用减毒活病毒必须严格权衡利弊。

2.8 重型再生障碍性贫血的造血干细胞移植治疗

2.8.1 造血干细胞移植治疗概述

作为一种技术水平要求较高的治疗方法,造血干细胞移植的疗效取决于综合临床诊治能力,是一种不可完全复制的治疗手段。造血干细胞移植的效果以及在 SAA 治疗中的地位存在治疗中心的偏差。因而,其他中心的资料和文献结果需要谨慎分析。同时,由于干细胞移植平台的不同,各家单位的移植数据和结果不一定具有可比性,因而干细胞移植的指征和地位不尽相同。由于这种移植中心偏差的存在,各单位在选择 AA 的治疗时,既要考虑治疗方案的科学性,也要考虑治疗措施的可行性及患者和家属的意愿。

干细胞移植治疗 AA 的结果受到多种因素的影响。因此,在分析和研究造血干细胞移植治疗 AA 的临床疗效时,建议考察各项研究和指南中的移植具体药物,例如,患者既往治疗情况、患者输血数量、供者年龄和性别、年龄、支持治疗模式、预处理方案、HLA 分辨率、感染及预处理毒性控制、细胞来源、输注的细胞剂量、GVHD 的预防方案以及植入失败的后期处理等。

2.8.2 造血干细胞移植治疗再生障碍性贫血的历史和进展

虽然 IST 治疗 AA 取得很好的临床疗效,但是 30% 左右的患者对 IST 无效。治疗有效者,血细胞计数也不一定能恢复完全正常,也存在复发及克隆演变等可能[54, 111]。由于无复发生存率高,造血干细胞移植是治疗 AA 的有效方法。初期,对于年轻的患者,同胞全相合骨髓移植疗效好于 IST,所以当时的移植指征是具有同胞全相合的同胞才行骨髓移植,如果没有全相合同胞供者,则选择 IST[44, 112]。后来,由于配型、预处理、GVHD 防治及移植并发症等技术的进步,AA 患者行干细胞移植的指征也不断地发生着变化。表现为无关供者甚至半相合亲缘供者也可以取得理想效果,也表现为患者年龄也有所放宽。目前认为在没有 HLA 全相合的同胞供者时,无论儿童和成人,无关 HLA 全相合的供者行造血干细胞移植可以取得相同的治疗效果,要好于 IST[113~116]。半相合造血干细胞移植治疗 AA 的探讨起步较晚,作为探索亲缘不全相合骨髓移植的临床实践的一部分,半相合亲缘骨髓移植的临床结果不理想[117]。但是近来半相合干细胞移植的技术体系得到极大提高,对 AA 患者进行半相合干细胞移植的探讨再次兴起,有望将半相合移植的地位进一步提高[118~142]。

2.8.3　造血干细胞移植前的准备

1. 确认诊断并评估是否存在克隆演变;行骨髓多部位穿刺涂片、骨髓活检、染色体核型分析、MDS 常见核型的 FISH 检查(包含 5 号、7 号、8 号和 13 号染色体)。

2. 系统体格检查、彗星实验及染色体断裂实验做筛查排查 IBMFs,建议行常见血液病基因的二代测序评估患者恶性造血克隆存在与否及比例;评估 PNH 克隆是否存在及比例。

3. 评估并发症:造血干细胞移植前患者常规检查包括如下项目,而且需要客观评分表格记录(建议使用 HCT‑CI)。

4. 建议行患者的 HLA 抗体检测,不仅有利于选择血小板以免发生血小板输注无效,而且选用配型不全相合的供者(脐血、半相合及不全相合无关供者)时可以评估植入失败的风险。

5. 铁过载的检查:血清铁蛋白、建议 T2*MRI 进行心脏及肝脏铁评估。

2.8.4　HLA 全相合同胞造血干细胞移植治疗再生障碍性贫血

这是目前 AA 造血干细胞移植的主要类型。这种移植体系中预处理的核心方案是环磷酰胺联合 ATG 单抗(Cy＋ATG),该方案是在单独 Cy 预处理方案的基础上发展而来,成为同胞全相合移植的标准方案[143]。但是也有研究显示如果年龄小且输注的血制品均经放射处理的话,ATG 的加入不一定有必要[144]。近来有研究加用氟达拉滨以降低环磷酰胺的用量(Flu+Cy+ATG),虽然植入率、急慢性 GVHD 及总体存活差别不大,但是可降低预处理相关毒性[145],尤其对于年龄偏大的患者,可能具有生存优势[146]。近来有研究用阿伦单抗替换 ATG,可能降低慢性 GVHD 的发生,对植入失败的发生率没有显著影响(9.5%)[147]。但是也有学者认为含阿伦单抗预处理方案的植入失败率仍较高(12%),所以建议在患者不能耐受 ATG 或由于之前的 ATG 暴露引起 ATG 抗体阳性时适合用阿伦单抗替代 ATG[148]。含 TBI 的预处理除了可能增加预处理毒性外,生长发育、生育问题以及第二肿瘤等并发症的问题也值得关注。所以同胞全相合移植预处理不推荐联合大剂量 TBI。

EBMT 的指南推荐:如果患者<30 岁,采用 CY(200 mg/kg)+ATG 预处理,移植后免疫抑制方案为 CsA 联合短程 MTX。或者 CY(200 mg/kg)+阿伦单抗(40~100 mg),移植后免疫抑制方案为单独 CsA。

如果患者>30 岁(也有认为在患者>40 岁或不能耐受足量环磷酰胺)时采用以下方案:氟达拉滨 30 mg/m² × 4 d + CY 300 mg/m²×4+ATG(FCATG),移植后免疫抑制方案为 CsA 联合短程 MTX。或者氟达拉滨 30 mg/m² × 4 d+CY 300 mg/m²×4 d+阿伦单抗(FCC)。移植后免疫抑制方案为单独 CsA。

AA 同胞全相合干细胞移植在国内常用的方案没有按年龄区分,常用的仍然是 CY(200 mg/kg)+ATG 预处理,常采用粒细胞集落刺激因子动员的骨髓联合外周干细胞,移植后免疫抑制方案为 CsA 联合短程 MTX。

2.8.5 HLA 全相合的无关供者

历史上,由于指南推荐无合适同胞供者的再障患者首先选择 IST 治疗,所以无关供者骨髓移植只用于 IST 治疗失败的病例。有研究探索采用同胞全合的预处理方案(ATG+CTX)用于无关供者骨髓移植,但是植入失败是主要问题[149]。后来多数采用含有 TBI 的预处理方案,但是在 HLA 低分辨的历史条件下,GVHD 预防方案及 HLA 相合情况也参差不齐。1999 年有文献报道生存率较低[150]。试图增加 TBI 剂量的努力因为毒性过大也未能提高疗效。随着 HLA 高分辨分析的技术进步,NMDP 的一项研究探索 AA 患者接受无关供者移植时 TBI 的剂量优化问题[151]。研究显示 2 Gy TBI 联合 CTX（200 mg/kg）＋ATG 做预处理后患者的生存好于更高剂量 TBI。同时该项研究也显示年龄小于 20 岁的患者生存较好，5 年存活达 78%（20 岁以上者 50%），HLA 不全相合者预后差（40%）。基于此项研究，HLA 高分辨及预处理方案的优化使得无关全合供者可以作为再障的一线治疗方案，尤其是对于年龄小于 20 岁的患者。

为了进一步降低预处理毒性，有研究探索 FLU（120 mg/m²）-CTX-ATG-2 Gy TBI 预处理方案中 CTX 的剂量优化，结果显示在 Flu＋ATG＋2 Gy TBI 的基础上，CTX 剂量 150 mg/kg 时预处理的肺毒性很明显，而完全不用 CTX 的话植入失败发生率高。该项研究提示对于 AA 的无关移植，FLU（120 mg/m²）尚不足以取代 CTX 200 mg/kg。近来该研究有更新数据说明 CTX 50 mg/kg 和 100 mg/kg，联合 FLU（120 mg/m²）-ATG-2 Gy TBI 的非植入失败早期死亡率低，但是由于仍然存在一定的植入失败率（50 mg/kg 组 8%，100 mg/kg 组 15%）和显著（50 mg/kg 组 11%，100 mg/kg 组 22%）毒性，因而尚需要继续优化[153]。

为探索不含 TBI 的预处理方案，英国有研究对 17 岁以下的 IST 失败的重型再障患儿进行无关相合移植，采用不含 TBI 的 FLU（150 mg/m²），CY（120 mg/kg 或 200 mg/kg）和阿伦单抗（1 mg/kg 总剂量）预处理，环孢素联合 MMF 或 MTX 预防 GVHD，可以实现高植入率（100%）、理想 GVHD（aGVHD 38%，cGVHD 11%，5 年存活率 95%[114]。

无关供者干细胞移植的模式中，ATG 的最佳剂量尚无确切试验证实。一项来自韩国的研究采用高剂量 TBI（8 Gy）联合低剂量 CTX（100～120 mg/kg）为基础对配型不全合或外周干细胞为移植物的患者加用低剂量 rATG（总量 2.5 mg/kg），结果显示低剂量的 rATG 可以使 Ⅱ～Ⅳ度 aGVHD 下降（31.2% vs. 61.5%）和 3 年的 cGVHD 显著下降（21.9% vs. 65.4%）。虽然总体生存无差异，但是无 GVHD 无复发生存提高[154]。尽管这项研究显示 ATG 可改善 GVHD，但是 aGVHD 和 cGVHD 仍然维持在较高水平，提示研究中 ATG 的剂量仍然偏低。

与同胞全合造血干细胞移植治疗 SAA 类似，无关供者干细胞移植时,动员的外周干细胞移植具有较高的 aGVHD,而且生存率低于静态骨髓,因而建议无关供者移植不采用动员的外周干细胞[155]。但是,对于中低收入国家,SAA 患者往往就诊偏晚、输血次数多而且血液制品非去白细胞者多,所以植入失败及感染并发症较多。外周血干细胞移植的植入快,植入失败相对偏低的优点可能会弥补 GVHD 带来的劣势[156]。

　　SAA 的无关骨髓移植对于 HLA 匹配的要求由于散布在各研究中,不容易得出结论。绝大多数研究认为需要 HLA 在 10 个位点全相合是理想的供者,但是有一项来自日本的研究现实骨髓移植时 HLA - C,- DRB1 和 DQB1 中一个或多个位点不合对预后影响不大[157],但是该结果需要进一步验证。

2.8.6　脐血移植

　　国内脐血移植研究不多。目前无统一移植方案推荐。EBMT 采用法国方案:氟达拉滨+CY 120 mg/kg+ATG+TBI 2 Gy,利妥昔单抗(+5d),有核细胞数量>4×10^7/kg,HLA 配型至少 4/6 位点相合[158](表 2 - 12)。

57

表 2 - 12　再生障碍性贫血无关供者移植方案

国内指南建议的方案[152]			
FC - ATG	Flu	30 mg/(m² · d)	4 d
	CY	30 mg/(kg · d)	4 d
	r - ATG	11.25~15.00 mg/kg	分 4 d
英国指南(2015 版)推荐的方案[25]			
10/10 全合无关供者			
FC - ATG+TBI	Flu	30 mg/(m² · d)	4 d
	CY	300 mg/(m² · d)	4 d
	ATG		
	TBI	2 Gy	1 d
FCC	Flu	30 mg/(m² · d)	4 d
	CY	300 mg/(m² · d)	4 d
	阿伦单抗		1 d

（续　表）

9/10 相合供者			
FC－ATG＋TBI	Flu	30 mg/(m² · d)	4 d
	CY	300 mg/(m² · d)	4 d
	ATG		
	TBI	2 Gy	1 d
FCC＋TBI	Flu	30 mg/(m² · d)	4 d
	CY	300 mg/(m² · d)	4 d
	阿伦单抗		
	TBI	2 Gy	1 d

2.8.7　半相合亲缘移植

HLA 不全相合的亲缘骨髓移植治疗 AA 首先在西雅图移植中心开展，开始时也采用同胞全合的环磷酰胺联合或不联合 ATG 的预处理方案。结果绝大部分患者发生植入失败而死亡，个别植入的则发生严重的 GVHD。后来采用环磷酰胺联合大剂量 TBI(12 Gy)可以降低植入失败的发生。但是移植相关死亡率仍然较高，1 个位点不合的长期存活率仅 49%，而 2 个以上 HLA 位点不合的存活率仅 35%[117, 159]。随着后置环磷酰胺用于血液系统恶性疾病的半相合移植方案取得较好双向免疫耐受(植入失败和 GVHD)后[160]，有研究采用该半相合移植模式治疗 SAA。一项巴西的研究对 16 例复发难治的 SAA 行后置环磷酰胺半相合移植，GVHD 发生率低，粒细胞植活率为 94%，但是血小板植活率仅为 75%，这组复发难治 SAA 的 1 年存活率 67%[161]。为了提高植入率，有研究采用动员后外周血干细胞为 4 例 SAA 患者行半相合移植，以便获得较高剂量的 CD34⁺ 细胞增高植入效率，4 例患者均植入[162]。EBMTAA 工作组正在进行后置环磷酰胺实验方案用于 SAA 的移植。预处理方案为 CY 14.5 mg/kg×2 d，氟达拉滨 30 mg/m²×4 d，TBI 2 Gy，采用后置环磷酰胺(50 mg/kg，＋3 d 和＋4 d) 联合他克莫司和吗替麦考酚酯进行移植后免疫抑制。骨髓及外周血来源造血干细胞均可，但是需要较大剂量造血干细胞以减少植入失败发生率[127, 135]。目前，EBMT 的 2016 年再生障碍性贫血管理指南中没有合适的推荐方案。最近一项美国 Johns Hopkins 的研究设计了一种新的后置环磷酰胺半相合移植方案治疗 ATG 治疗失败的 AA 患者,非清髓预处理方案在原来 FC－TBI 基础上联合使用半量 ATG(预处理开始时使用,－9 d～－7 d),GVHD 预防采用 PTCy＋他克莫司＋MMF。13 例半相合移植,3 例无关全合移植,移植后均取得植入,只有 2 例发生皮肤的 Ⅱ 度 GVHD。该方案使得 PTCy 的植入率偏低的缺点显著改善,有良好的应用前景[163]。

我国学者对半相合造血干细胞移植的推进起到很大作用。随着半相合造血干细胞移植的北京模式资料不断总结,2012 年北京大学附属人民医院报道了 19 例重型 AA 的患者采用白消安＋环磷酰胺＋ATG 预处理、短程 MTX、吗替麦考酚酯及长程环孢素预防 GVHD 进行粒细胞集落刺激因子后骨髓联合外周血移植方案,方案为 BU(6.4 mg/kg)＋CY(200 mg/kg)＋ATG(兔抗或猪抗)。2 例 (11%)发生晚期植入失败,3 例血小板未植活,aGVHD 率 42% cGVHD 56%,2 年总体存活 64%[139]。该结果好于之前的半相合移植模型,但是双向免疫耐受,尤其是 cGVHD,仍然是影响移植效果的重要问题。随后,国内多中心研究结果评价了 101 例重型再障患者进行该模式的干细胞移植,结果显示粒细胞的中位植活时间为 12 d (9～25 d),血小板植活率为 94%,中位时间为 15 d(7～101 d)。中位随访 18.3 个月(3.0～43.6 个月),与同胞全合移植相比,Ⅱ～Ⅳ 度 aGVHD 发生率和 cGVHD 均较高(分别为 33.7% vs. 4.2% 和 22.4% vs. 6.6%),但是Ⅲ～Ⅳ的 aGVHD 未增加(7.9% vs. 2.1%, $P = 0.157$),3 年预计总体存活率和无失败生存率无差别,总生存和无病生存分别为 89.0% vs. 91.0% 和 86.8% vs. 80.3%[164]。国内其他研究组也采用该模式进行移植,总体来说 GVHD 的发生均偏高[118, 119, 121]。有研究对该方案进行了优化,预处理采用氟达拉滨＋环磷酰胺＋ATG 为 SAA 行半相合移植,在维持 92.3%的高植入率的同时,aGVHD 明显降低,12%,但是 cGVHD 仍然较高,达 40%,其中 90%为局限性 cGVHD[165]。该研究提示减轻预处理的毒性可降低 aGVHD 的发生,但是 cGVHD 的控制没得到提高。国内半相合造血干细胞移植所采用的"北京模式"中预处理的主体结构是环磷酰胺和 ATG,在此基础上联合氟达拉滨:FluCyATG:Cy 90 mg/kg(－3 d～－2 d)＋Flu 30 mg/m^2(－5 d～－2 d)＋r－ATG

59

2.5 mg/kg（−5 d～−2 d)或白消安 BuCyATG：Cy 50 mg/kg（−5～−2 d)＋Bu 3.2 mg/kg(−7～−6 d)＋r‑ATG 2.5 mg/kg（−5 d～−2 d)。也有将两者均加入预处理方案。移植后免疫抑制方案为环孢素＋短程 MTX＋吗替麦考酚酯,部分患者预防性使用低剂量激素。最近,北京大学附属人民医院采用该方案治疗 89 例初治重型 AA 患者[42],髓系植入 97.8%,aGVHD 发生率 30.1%,其中Ⅲ～Ⅳ度 aGVHD 10%,cGVHD 也高达 30.6%(表 2‑13)。

2.8.8 同基因同胞干细胞移植

同基因移植治疗 AA 的病例较少。由于单纯骨髓细胞输注发生植入失败的概率高[167],因而目前干细胞输注前仍推荐使用预处理,可以采用大剂量环磷酰胺或联合环孢素。同时,为减少植入失败率,推荐使用外周血造血干细胞移植[168]。在同基因干细胞移植中,移植后免疫抑制及使用 ATG 的临床意义不明确。

2.8.9 再生障碍性贫血造血干细胞移植中应注意的问题

2.8.9.1 移植前输血

输注异体血制品可以激发患者产生 HLA 抗体,对植入有影响的抗体对于 HLA 全相合移植来说主要是次要组织相容性抗原,对于 HLA 不全合移植来说则主要和次要组织相容性抗原均存在可能。血制品中的树突状细胞可刺激机体产生抗体,所以既往输血量多的患者发生植入失败的机会大[171]。因而从诊断到干细胞移植要尽量缩短时间,而且血制品需要进行 20 Gy 的辐照[172]。在不具备 TBI 条件的单位,可以使用白细胞过滤器进行少白细胞处理,但是尚没有确凿证据表明可以取代放射法祛除白细胞。

2.8.9.2 造血干细胞数量的影响

为了降低植入失败的风险,与血液系统恶性疾病相比,AA 进行造血干细胞移植通常需要更高剂量的造血干细胞。全相合的同胞及无关供者移植需要至少 3×10^6/kg 个 CD34$^+$ 细胞（或 3×10^8 TNC/kg 以上）,建议达到 5.0×10^6/kg 以上（或 8×10^8 TNC/kg 以上）。脐血移植时,至少需要 4×10^7 TNC/kg,因而,通常需要双份才够量。在半相合移植时干细胞的数量的研究不多,尚不能形成推荐,但是输注剂量对减少植入失败同样很重要。一般认为供应者选择年轻的男性[158,173]。

表 2 - 13　半相合造血干细胞移植治疗再生障碍性贫血研究汇总(Case Reports 除外)(更新至 2017 年 7 月)

研　究	例数	移植方案	植　入	GVHD	OS/DFS
国内方案					
Xu L.P., et al. 2017[42] 中国回顾多中心	89	BuCy+ATG(10 mg/kg) CsA+MTX+MMF G-BM+PB	粒系 97.8% 血小板 96.63%	aGVHD II～IV 30.3% cGVHD 30.6%	Follow: 3 年 OS: 86.1%
Xu L.P., et al. 2017[41] 北京大学附属人民医院回顾单中心	52	BuCy+ATG(10 mg/kg) CsA+MTX+MMF G-BM+PB	继发 GF 3/51	aGVHD II～IV 39.2% III～IV 16.7% cGVHD 34.2%	Follow: 3 年 OS: 84.5±5.0% FFS: 82.7±5.2%
Xu, L.P., et al. 2016[120] 中国前瞻多中心	101	BuCy+ATG CsA+MTX+MMF G-BM+PB	粒系 100% 血小板 94.1%	aGVHD II～IV 33.7% III～IV 7.9% cGVHD 22.4%@1 年	Follow: 18.3 个月(3.0～43.6) OS: 89.0%@3 年 FFS: 86.8%@3 年
Xu, L.P., et al. 2012[139] 北京大学附属医院回顾单中心	19	Bu+CY+ATG CsA+MMF+MTX 移植物: G～BM+PB	粒系 100% 血小板 84.2%	aGVHD II～IV 42.1±11.3% cGVHD 56.2±12.4%	Follow: 746 d(90～1 970 d) OS: 64.6±12.4%
Lu, Y., et al. 2016[121] 北京道培医院回顾单中心	24	FC + BU/TBI + ATG/ ALG/Campath CsA/FK506+MTX+MMF G～BM+PB	2/24 GF	aGVHD 37.5% cGVHD 37.5%	Follow: 9 (2～26)个月 OS: 86.0%

（续 表）

研　　究	例数	移植方案	植　入	GVHD	OS/DFS
Liu, L., et al. 2016[122] 苏州大学附属第一人民医院回顾单中心	26	BuCy+ATG (10 mg/kg) CsA+MTX+MMF G~BM+PB	粒系 100% 血小板 2 例 GF	aGVHD Ⅱ~Ⅳ 48.40±10.70% cGVHD 81.07±11.51%	Follow: 3 年 OS: 76.30±9.70% DFS: 76.30±9.70%
Zhang, Y., et al. 2016[119] 北京军区总医院回顾单中心	18	Flu+CY+ATG MTX+MMF+CsA	na	aGVHD 83.3% Ⅲ~Ⅳ 27.8%	Follow: 23.5 个月 (3~52) OS: 66.7%
Zhang, Y.et al. 2014[129] 北京军区总医院回顾单中心	21	Flu+CY+ATG MTX+MMF+CsA	2/19 GF	aGVHD 66.7% Ⅲ~Ⅳ 35.7%	Follow: 16 (3~46)个月 OS: 71.4%
Wang, Z., et al. 2014[132] 北京市航空总医院回顾单中心	17	Flu+CY+BU+ATG CSA+MTX+CD25 单抗+MMF	粒系 100% 血小板 16/17	aGVHD Ⅱ~Ⅳ 30.53±11.12% Ⅲ~Ⅳ 1 例 cGVHD 21.25±13.31%	Follow: 362 (36~1 321) d OS: 71.60±17.0%
Gao, L., et al, 2014 中国多中心	26	Flu+Cy+ATG CsA+MTX+MMF G-BM+PB	1pGF 2sGF	aGVHD Ⅱ~Ⅳ 12% cGVHD 10%	Follow: 2 年 OS: 84.0%
Xu, L.X., et al. 2014[130] 解放军总医院回顾单中心	8	预处理: Flu+Cy+ATG GVHD: CSA, MTX, CD25 单抗,MMF 移植物: G-BM+PB+MSC	100%	aGVHD 37.5% Ⅲ~Ⅳ 12.5%	OS: 75.0%

（续　表）

研　究	例数	移植方案	植　入	GVHD	OS/DFS
Wu, Y. et al, 2014[131] 解放军总院回顾单中心	21	Flu+CY (2.4 g/m²) + ATG(20 mg/kg) 或 BU+Cy+ATG (20 mg/kg) CsA+MMF+CD25 单抗 G- BM+PB+MSC	100%	aGVHD II～IV 42.8% II～IV 23.8%	Follow: 2 年 OS: 74.1%
Li, X.H., et al. 2014[134] 解放军总院	17	Flu+CY (2.0 g/m²) + ATG(20 mg/kg) CsA+MMF+CD25 单抗 G- BM+PB+MSC	植入 94% 1 例继发失败	aGVHD II～IV 41.3% III～IV 23.5% cGVHD Extensive 14.2%	Follow: 6 个月 OS: 76.5%
PTCY 模式					
DeZern A.E. 2017[163] 美国单中心前瞻性	16	Flu (150 mg/m²) + CY (29 mg/kg) + ATG (4.5 mg/kg) + TBI(2 Gy) PTCy+FK506+MMF BM	100% 植入	aGVHD I～II 2/16 cGVHD 2/16	Follow: 21 个月 OS: 100%
Jaiswal, S.R. 2015[125] 印度单中心回顾	5	Flu+Cy+hATG+Mel PTCy+CsA+MMF G- PB	1/5 植入 4/5 died early	aGVHD 1	Follow: 1.5 年 1 例存活

（续表）

研　究	例数	移植方案	植　入	GVHD	OS/DFS
	5	Flu+Cy+hATG+Mel PTCy+CsA+MMF+sirolimus G-PB	5/5 植入	No aGVHD 1 cGVHD	OS: 100%
楼金星等,2015[166] 北京军区总院	10	FC+ATG(4.5 mg/kg)±Bu PTCy+CsA+MMF BM/PB/BM-PB	3pGF 1sGF	aGVHD 5/7 IV 1/7	na
Clay, J., et al. 2014[135] 英国回顾单中心	8	Flu+Cy+TBI(2 Gy) PTCy+FK506+MMF G-PB	2GF(DSA+)	aGVHD skin 1/6 no cGVHD	3/8 死亡
Esteves, I et al. 2014[161] 巴西多中心回顾	16	Flu+Cy+TBI(2-6 Gy) PTCy+FK506+MMF BM	粒系 94% 血小板 75%	aGVHD II~IV 13% cGVHD 20%	Follow: 1年 OS: 67.1%
Im, H.J., et al. 2013[137] 韩国回顾单中心	12	Flu+Cy+rATG+TBI (4 Gy) no T-depleted PB	1pGF, 2sGF	aGVHD 2/9	Follow: 14.3个月(4.1~40.7) OS: 100%

2.8.9.3　细胞来源的影响

1963 年开始造血干细胞移植时使用的是骨髓来源的造血干细胞,胎肝造血干细胞曾有尝试,但是由于只能短期植入而停止使用。1981 年发现可采集外周血来源的干细胞用于骨髓移植,而 1988 年脐血开始在移植中应用。由于 AA 采用骨髓来源的干细胞进行移植有较高的植入失败率,而外周血单个核采集物中造血干祖细胞数量增加并且 T 细胞的含量 10 倍于骨髓细胞[174],因而有利于植入,但是移植物中过多的 T 细胞导致 cGVHD 发生率显著增高,因而在采用 ATG 为主的预处理方案进行 HLA 全相合移植时,优先选择骨髓来源的造血干细胞。由于阿伦单抗可降低 cGVHD 的发生,所以当采用含有阿伦单抗的预处理方案时,可以选择骨髓来源或者外周血来源的造血干细胞。国内移植中心较多采用动员后骨髓联合外周干作为干细胞来源。随着 GVHD 预防体系的进步,外周血干细胞作为 AA 的干细胞来源也有可能。半相合造血干细胞移植目前尚不能推荐,不同移植体系有所不同,国内半相合移植模式骨髓联合外周血干细胞移植为主,欧洲骨髓移植协作组重型 AA 工作组(EBMT SAAWP)有研究方案探索单外周血造血干细胞进行半相合造血干细胞移植[135]。

2.8.9.4　环孢素使用剂量和时间问题

目前多数研究结果显示与移植前已经接受化疗的白血病患者相比,AA 患者移植后环孢素的水平需要维持在较高水平,有推荐谷浓度需要在 300~350 ng/L。这一临床现象的具体病理生理机制尚不明确,笔者推测再障患者在移植后仍然有可能有残留的 T 细胞可以引起供者造血细胞的衰竭,足量和足够长的维持时间有利于减轻这种免疫损伤。如果有肾功能异常,可以考虑环孢素减半量并联合半量吗替麦考酚酯。EBMT 目前推荐移植后环孢素或他克莫司维持治疗水平至少需要 9 个月,然后可以逐步撤减,建议至少使用 12 个月以减少晚期植入失败。

2.8.9.5　移植后嵌合监测问题

由于 AA 的患者移植后发生早期或晚期植入失败的可能性大于恶性疾病,所以植入后的嵌合检测非常重要,但移植后非供者完全嵌合的临床意义尚需要研究,针对混合嵌合采取的措施也需要继续探索。最早 1986 年有学者发现同胞全相合骨髓移植后 58.3% 的患者移植 2 周后存在混合嵌合,基本上只发生在既往多次输血的患者中。这些患者中有 1/3 发生植入失败,另外 2/3 可恢复为完全供者嵌合,嵌合转变最长发生在移植后 396 d[175]。10 年后,另外一项研究分析了 116 例再障患者同胞相合移植后嵌合状态,发现混合嵌合的发生很常见(54%),且发生植入失败的概率仅仅稍高于完全供者嵌合(14% vs. 9%,无统计学差异),提示移植后混合嵌合在 AA 患者是常见的,而且并非总是导致植入失败[176]。再 10 年后,有研究采用 PCR 法动态分析了 45 例 AA 患者行同胞全合骨髓移植后嵌合水平[177],发现:供者完全嵌合、稳定供受者混合嵌合及供者嵌合逐步下降的比例分别为 72%、11% 和 17%。供者嵌合下降的患者50% 发生植入失败,总体存活只有 38%。2009 年 EBMT 一项包含再障和范可尼贫血患者的移植后嵌合动态观察的研究显示在现行移植模式下,42.9% 的患者为完全供者嵌合,16.5% 为一过性混合嵌合,19.8% 为稳定混合嵌合,15.4% 为完全嵌合转混合嵌合,5.5% 早期植入失败[178]。14 例完全嵌合转混合嵌合的患者中 10 例发生晚期植入失败(71.4%),其中 7 例发生在免疫抑制剂撤减过程中。结果提示在 AA 移植后发生嵌合下降时,可能需要保持较高的免疫抑制强度以减少植入失败发生,但是这一推论尚需要前瞻性研究进行验证。2012 年在对比 hATG 和 rATG 与 Cy 联合使用在同胞全合骨髓移植的疗效时发现,hATG 组移植后完全供者嵌合、一过性混合嵌合、稳定混合嵌合分别为 81.8%、0 和 18.2% 而 rATG 组分别为13.3%、6.7% 和 80%[179],该研究也提示混合嵌合在 AA 移植后非常普遍。同时,以上研究显示,移植后供者细胞比例与 GVHD 的发生有关,越早完全嵌合,GVHD 发生也越高,而稳定混合嵌合的患者发生 cGVHD 的机会很低,提示移植后嵌合度的临床意义较为复杂,需要持续动态监测,但是监测频率尚未有结论。近来研究显示包含阿伦单抗的预处理方案(FLU-CY-alemtuzumab)后所有患者均呈现CD3 细胞的混合嵌合,外周血未分选供者完全嵌合也只有 41%[147]。说明不同预处理模式下免疫耐受和造血嵌合的模式并不相同,移植后嵌合的意义应该基于不同的移植模式进行相应的分析。

2.8.9.6　ATG 的种类与预后的关系

虽然 IST 中有多数研究显示 hATG 的疗效高于 rATG,但是由于 rATG 具有更强的淋巴细胞清除功能,可能更重要的是 hATG 可以保留 Treg 的活性,因而有利于抑制 GVHD 的发生。已有小样本研究显示 rATG 与 hATG 相比,移植后 aGVHD 和 cGVHD 都低,而 CMV 再激活和真菌感染发生率偏高,+30 d 的淋巴细胞计数偏低[179]。新近一篇对 CIBMTR 数据中 833 例 AA 患者行骨髓移植后的分析显示,在同胞全合骨髓移植时,预处理采用 hATG 发生 aGVHD 和 cGVHD 的机会高于采用 rATG 做预处理的患者,发生率分别是 17.6% vs. 6%、20% vs. 9%。3 年存活无差别。在无关全合骨髓移植时,hATG 组 aGVHD 发生率高(42% vs. 23%),cGVHD 的发生率与 rATG 无差别(34% vs. 32%),存活情况差于 rATG。该研究证实,在全合骨髓移植模式下,预处理应该选择 rATG[180]。该研究并未证实不同来源的 ATG 预处理后各种感染发生率具有差异。

2.9　再生障碍性贫血的支持治疗

2.9.1　血细胞的输注

2.9.1.1　红细胞输注

输注红细胞的目的是缓解血液缺氧的症状,而不是将患者的血红蛋白提高到某一预定水平。常用去白的浓缩红细胞,以减少 HLA 抗原的激活,如果患者在接受 ATG 等强免疫抑制治疗时,应该输注照射过的红细胞。

2.9.1.2　血小板输注

出血是 AA 的主要死亡原因之一,导致出血的原因是血小板数目太低,因此预防性血小板输注是预防出血最有效的方法。当患者血小板计数低于 $10×10^9$/L 或当患者有发热和在接受 ATG 治疗时的血小板计数低于 $20×10^9$/L 应考虑预防性输注血小板,建议使用机采血小板,每次输注机采血小板 1 人份,紧急情况下可考虑输注手工分离的血小板,每次输注 6~10 U。

2.9.1.3　粒细胞输注

对于粒缺的患者,临床上一般不主张输注粒细胞,但当患者有难治的脓毒血症如严重的真菌感染时,可考虑粒细胞输注。

2.9.2　感染的预防和治疗

2.9.2.1　感染的预防

NSAA 的感染发生率低相应的病死率也低,因此不需要进行常规感染预防。SAA 感染发生率高,相关的病死率也高,必须进行常规感染预防。预防感染的措施包括:体外环境的卫生和体内微生物的控制。体外环境的卫生包括无菌层流病房、高压无菌饮食、药浴、漱口、薄荷油滴鼻、避免皮肤黏膜损伤(除非必要,不建议深静脉置管)等;药物预防不建议常规使用抗生素来预防细胞感染,但在粒缺的患者应常规使用伏立康唑或伊曲康唑来预防真菌感染。SAA 患者卡肺孢子虫肺炎发生率日益增加,国内有许多单位常规使用磺胺类药物来预防卡肺孢子虫肺炎。由于磺胺类药物过敏发生率高和它的骨髓毒性,国外多采用丙硫醚进行预防。

2.9.2.2 感染的治疗

SAA 患者一旦出现发热的症状,应该考虑感染的可能。对于这类患者处理的原则是在对患者血液、尿液、痰和其他可疑部位留取标本后,立即给予广谱抗生素治疗降阶梯治疗。常用碳氢酶烯类药联合氨基糖苷类药物覆盖 G^+ 和 G^- 菌,并尽快明确有无真菌感染的可能,并尽早使用广谱抗菌药物控制真菌感染。

2.9.3 出血预防和控制

预防性血小板输注是预防 AA 患者出血的有效方法之一,但可采取下列一些护理措施来预防相应部位的出血。

2.9.3.1 预防口腔出血

AA 患者刷牙时禁止用硬毛牙刷,进食宜慢,避免食用油炸食品或啃质硬的水果等引起口腔黏膜及牙龈受损。牙龈出血时可用氨甲环酸注射液加 2 倍量生理盐水漱口,每天 3～4 次,或者用氨甲环酸与云南白药调和,牙龈外敷。

2.9.3.2 预防鼻出血

AA 患者尽量避免挖鼻孔,以免损伤鼻腔黏膜,引起出血,鼻腔黏膜干燥时可涂油保护。

2.9.3.3 预防月经出血过多

女性患者应注意月经量及时间,一旦出现头痛、头晕、恶心等,应及时到医院检查治疗。

2.9.3.4 预防注射部位出血

AA 患者静脉输液时慎用止血带,拔针后压迫针眼处 5～10 min,防止注射部位出血。

2.9.3.5　预防胃肠道出血和颅内出血

AA 患者存在胃肠道大出血或存在颅内出血的危险时,应及时监测患者血小板、凝血功能,根据病情酌情予以输注血小板,补充凝血因子,同时要尽快控制感染等并发症。

2.9.4　铁过载的诊断及处理

长期反复输血患者会出现铁过载,一般认为输血量达100 mL/kg时可能出现铁过载。一旦出现铁过载时可能出现肝硬化、心力衰竭及内分泌疾病(如因铁过载时并发的糖尿病称之为青铜色糖尿病)。一旦体内出现铁过载时,可激活自由氧,损伤 DNA,并导致造血微环境损伤,使造血功能进一步下降。目前临床上要诊断铁过载常用的检查方法有血清铁蛋白、转铁蛋白饱和度、肝铁浓度以及磁共振的超导量子干涉元件等。血清铁蛋白及转铁蛋白饱和度是一个非侵蚀性且广泛应用的敏感指标,但特异性不高,易受炎症及肝病的影响。肝活检是一种判断铁过载的金指标,但操作损伤大,临床上不易开展;磁共振的方法区获得的结果可以与肝活检取得一致的结果但价格昂贵。因此,临床上仍然以血清铁蛋白作为铁过载的粗略的估算指标,当血清铁蛋白>1 000 μg/L 时应进行去铁治疗,常用的去铁药物有去铁胺、去铁酮和地拉罗斯,但在 AA 患者应用慎用去铁酮,因为去铁酮可以增加粒细胞缺乏的风险,建议最好采用地拉罗斯口服。

2.10　细胞刺激因子在再生障碍性贫血中的应用

随着 20 世纪 80 年代 DNA 重组技术的发展,大量高纯度的重组人造血细胞因子生产并应用于临床。试用于 AA 的造血细胞因子包括重组人红细胞生成素(rhEPO)[181, 182]、粒细胞单核细胞集落刺激因子(GM - CSF)[183, 184]、重组人粒细胞集落刺激因子(G - CSF)[185, 186]、白细胞介素-3(IL - 3)[187]、白细胞介素-1(IL - 1)[188],以及近年来国内较常应用的重组人血小板生成素(rhTPO)[189, 190]和重组人白细胞介素-11(rhIL - 11)[91]。

2.10.1　重组人红细胞生成素(rhEPO)

20 世纪 90 年代初期,大剂量 rhEPO 治疗 AA 和 MDS 是一种新尝试。有学者[181]应用 rhEPO 治疗 4 例 AA 患者,以 3 000 U 每周 3 次为起始剂量,后逐渐加至 24 000 U,观察表明其中 1 例患者贫血改善,约 14 个月不依赖输血。Yoshida[182]同样采用逐步递增方法,由 8 000 U 的 rhEPO 逐渐增加到 24 000 U,静脉输注,每周 3 次,治疗的 7 例 AA 患者中 3 例贫血明显改善。但由于 rhEPO 价格昂贵,大多数患者不能承受。另外,由其引起的严重不良反应——纯红细胞再生障碍性贫血(PRCA)的病例在全球范围内也逐渐增多,其相关药物不良反应因此备受人们重视[192]。故对于 rhEPO 在 AA 中的应用,并未开展大规模的临床研究。

2.10.2 重组人粒细胞集落刺激因子(G-CSF)、粒细胞单核细胞集落刺激因子(GM-CSF)

GM-CSF 和 G-CSF 可以加快 IST 治疗有效重型 AA 患者中性粒细胞反应,但不能增进三系造血恢复。鉴于 GM-CSF 促进中性粒细胞恢复的疗效并不优于 G-CSF,且不良反应更大,临床上已极少用于 AA 治疗。G-CSF 用于 AA 治疗的利弊一直存有争议。G-CSF 可以提高重型再障患者的中性粒细胞反应率、缩短中性粒细胞恢复时间,减少严重感染,在 IST 过程中有其积极作用。然而,欧洲骨髓移植研究组(EBMT)的临床试验结果证明加用 G-CSF 并不能改善患者的总体治疗反应和提高生存率[193]。EBMT 重型 AA 工作组比较 IST 加与不加 G-CSF 随机对照研究结果,加用 G-CSF 患者发生早期感染事件更少、极重型 AA 患者需住院时间更短,更有助于 IST 无效患者的早期识别,而对于重型 AA 总体生存率、无事件生存、治疗反应率、复发率和病死率无明显影响,尤其死于感染的患者并不比未使用 G-CSF 者少[194],从而对使用 G-CSF 能否获益提出质疑。另一方面,使用 G-CSF 的弊端,尤其对于是否增加 AA 患者 MDS/AML 转化风险的担忧并没能解除,有研究表明 IST 联用 G-CSF 的重型 AA 患者伴有更高的 MDS/AML 发生风险[193]。《2016 年版英国再生障碍性贫血诊断与治疗指南》明确指出目前不存在安全有效并可长期应用于治疗 AA 的细胞生长因子。因此,反对常规应用 EPO、白细胞介素和 GM-CSF 等治疗 AA。G-CSF 也仅限于静脉输注抗生素或抗真菌药物治疗无效的感染病例,剂量为 5 μg/(kg·d),但如使用 1 周后未见中性粒细胞上升,则建议停用 G-CSF[25]。与 2010 年《再生障碍性贫血诊断治疗专家共识》中造血因子的疗程不宜过短的建议不同,在 2017 年版中,取消了该推荐[195]。

2.10.3 重组人白介素-11 (IL-11)

IL-11 属于生长因子超家族成员衍生物,能够刺激造血干细胞及巨核细胞前体细胞增殖,诱导巨核细胞成熟,从而增加血小板。国内学者将 IL-11 应用于治疗 AA,王爱华等[196]报道,IL-11 治疗 AA 患者血小板减少呈时间依赖性,用药时间越长,患者血小板涨幅越明显,血小板输注比例越低,患者出血症状改善越明显,其安全性和耐受性良好。冯莹等[197]报道,在应用 IL-11 治疗重型 AA 的过程中,IL-11 显示出时间和剂量依赖性。目前 IL-11 的临床效果尚缺乏大规模研究来证实。

2.10.4 重组人血小板生成素(rhTPO)和 TPO 受体激动剂艾曲波帕

和上述作用于下游定向分化阶段造血细胞的细胞因子不同,rhTPO 不但特异性刺激巨核系成熟分化,还能作用于更早期的 CD34+ 细胞,从而促进红系和髓系干/祖细胞增殖。中国医学科学院[190]回顾性分析 IST 联合 rhTPO 治疗 40 例成人 SAA 患者,以同期单用标准 IST 方案的患者为对照组,比较两组患者血液学反应及血小板恢复情况,并分析影响近期疗效的相关因素,结果表明 IST 后 3 个月,rhTPO 组〔ATG/ALG 输注结束后 14 d,始 rhTPO 15 000 U/d(儿童用量为 300 U/(kg·d),皮下注射,QOD×14 次,共 28 d〕,患者血液学反应率及良好血液学反应率均明显高于对照组,血小板输注中位量也明显低于对照组。研究组继续报道了 IST 联合 rhTPO 隔日 1 次共 28 d 治疗 SAA,治疗后 3 个月和 6 个月的总体血液学反应率和良好血液学反应率均高于标准 IST 方案组。并且每天连续应用 rhTPO 较隔日应用更能够进一步加快 SAA 患者 IST 后自身造血的恢复,提高血液学反应质量,表现为 IST 后 3 个月时获得 CR 和 GPR 的患者比例更高,血小板恢复时间缩短,血小板输注量明显减少。rhTPO 价格昂贵,连续 rhTPO 应用患者住院费用增加和住院时间缩短不明显,但在一定程度上减少了支持费用[189]。这是国内关于 rhTPO 治疗 AA 的单中心研究。由于美国的 rhTPO 药物因为不良反应的问题提前退市,因此英国指南也不推荐新发 AA 患者应用原 rhTPO 制剂。但是国内 rhTPO 所用的基因序列是完整的,值得进一步研究和应用。

艾曲波帕(Eltrombopag)是一种合成的口服用非肽类 TPO 类似物,结合于 c - Mpl 上非 TPO 结合区,通过 TAK - STAT(Janus 相关激酶信号转导)和丝裂原活化蛋白激酶(MAPK)途径活化信号。2012 年美国国立卫生研究院 NIH 首先将二代 TPO 受体激动剂艾曲波帕用于治疗对 IST 无效的难治性 AA。该中心进行的一项非随机Ⅱ期试验(NCT00922883),纳入 25 例 IST 后难治性 SAA 伴血小板减少患者应用艾曲波帕治疗。入组前所有患者依赖血小板输注,中位 2 个疗程 IST,艾曲波帕初始剂量为 50 mg/d,若血小板计数 $< 20 \times 10^9/L$,每隔 2 周加量 25 mg,一直达到最大剂量 150 mg/d。主要终点是 12 周后各系血细胞得到改善。结果显示 11 例(44%)应用 12~16 周后获得血液学三系反应。11 例中,9 例脱离血小板输注,血小板最终平均增加量为 $44 \times 10^9/L$;同时观察到 6 例红系改善,9 例粒系改善[100, 198]。当前 NIH 正在评定艾曲波帕联合 IST 治疗重型 AA,艾曲波帕单药治疗轻型 AA 和骨髓增生异常综合征的疗效。

儿童剂量:超过 1 岁,起始剂量 25 mg/d,若 2 周后血小板计数 $< 50 \times 10^9/L$,每隔 2 周加量 12.5 mg,一直达到最大剂量 75 mg/d,若血小板计数 $< 200 \times 10^9/L$,每次减量 12.5 mg,用药同时需监测肝功能。

2.10.5 造血细胞因子间联合应用

由于 AA 的各系造血干/祖细胞(HSC/HPC)严重减少或消失,SAA 中 G - CSF、EPO 水平低下,单用造血生长因子治疗 AA 难以出现有效反应,至多是缩短 IST 或造血干细胞移植后血细胞计数恢复时间[199, 200]。而在免疫抑制治疗 AA 过程中联合应用造血细胞因子,相关的 19 项临床研究 meta 分析总结了对患者的生存率及治疗反应,结论仍旧是无效[201]。多项随机对照试验表明初诊重型 AA 患者在抗 T 淋巴细胞单克隆抗体(ATA)治疗后或环孢霉素 A(CSA)治疗的同时分别联用 GM - CSF、G - CSF、IL - 1、IL - 3 等细胞因子,仍未取得很好疗效[194, 202, 203]。

总之,尚无足够证据表明 rhEPO、G - CSF、GM - CSF 和 IL - 11 对于 SAA 患者的治疗有益。目前较为普遍的观点是再障 IST 不应常规加用 G - CSF,在重症感染协同抗生素治疗的同时可短期使用,加用 G-CSF 不能获得中性粒细胞反应者,应尽早停用。国内前期研究表明 rhTPO 在 IST 和造血干细胞移植治疗 AA 中的应用,有利于提高患者造血恢复的速度和质量,但仍需要进一步大样本研究确定。艾曲波帕临床使用病例较少,国内尚无相关研究资料。

2.11　老年患者及妊娠期再生障碍性贫血的治疗

2.11.1　老年再生障碍性贫血患者的处理

老年患者(年龄>60 岁)骨髓造血组织存在生理性的退化[204],因此在进行骨髓检查,尤其是骨髓活检的结果判断时,需要考虑年龄的因素。由于老年人群中骨髓增生异常综合征的发病率高于 AA,所以需要小心两者之间的鉴别诊断。老年 AA 患者携带髓系肿瘤相关基因突变机会增加,治疗后发生恶性克隆转化的可能性增大。因此,老年再障较年轻患者更为复杂,且疗效更差。

治疗之前,首先应回顾资料,再次确定诊断的正确性,尤其应排除低增生性 MDS。同时,除了血细胞计数,生存质量也是评价老年患者疗效的重要指标。因此,个体化原则在老年再障的治疗中尤为重要。总体而言,老年 AA 患者的治疗策略主要基于以下几点:① 疾病的严重程度,尤其是粒细胞缺乏的程度。② 是否合并感染。③ 是否有其他并发症。④ 患者的治疗意愿。⑤ 家庭支持情况。

2.11.1.1　免疫抑制剂治疗

免疫抑制治疗(IST)并无严格的年龄限制,其有效率也并不受年龄影响[37,205],适用于无严重并发症且有治疗意愿的老年 AA 患者。

感染是老年患者的主要死亡原因,因此,对于有严重粒细胞缺乏($N < 0.2 \times 10^9/L$)或严重感染的 SAA 和 VSAA 患者来说,治疗起效快可能会降低死亡率[37]。联合使用免疫抑制剂 ATG+CSA(详见免疫抑制剂治疗章节)比 CSA 单药起效更快,且完全缓解率更高,从而降低了因致命性感染死亡的风险,由于其临床获益大于不良反应,似乎是老年患者的首选方案[37,206]。老年人的 IST 治疗方案及剂量更为个体化。① 标准方案:hATG 160 mg/kg 分为 4~10 d,或 rATG 18.75 mg/kg 分为 5 d,联合或不联合 CsA。② 减量方案:ATG 减量至标准剂量的 50% 以下,联合或不联合 CsA。CsA 从第 14 d 开始用药,起始剂量 2.5~5 mg/(kg·d),每 12 h 一次;此后根

据血药浓度调整剂量[206]。但仍需注意,重症感染危及生命的患者并不一定受益于 ATG+CSA 联合治疗[25, 205]。由于免疫抑制剂的毒副作用,老年患者使用 ATG 的生存获益逊于年轻患者。ATG 的使用及血清病的发生可导致血小板的进一步下降。此外,老年 AA 患者使用 ATG 治疗时,出血、感染、心功能不全和心律失常事件的风险相对年轻患者较大。因此需要在治疗前全面评估老年患者的心功能、肝功能、血脂、糖耐量等方面问题,并在治疗中严密监测[37]。

对于非粒细胞缺乏($N>0.5\times10^9/L$)且未合并严重感染的 NSAA,可以首选环孢素单药,5 mg/(kg・d),分 2 次服用。环孢素单药具有方便、相对低毒、且可门诊口服的优点。在此组患者中,虽然单药 CSA 的起效时间和缓解率均低于 ATG 联合 CSA,但总生存率(OS)并无差别。而且单药 CSA 无效时,患者再选择 ATG 联合 CSA 依然有效。环孢素可引起肾毒性和血压升高,必须监测血药浓度(75～200 μg/mL)[207]。

2.11.1.2 雄激素

司坦唑醇及达那唑可单药用于对于 CSA 不能耐受(如肾功能损害)或无效的老年患者,尤其男性患者。司坦唑醇用法为 40 mg/次,每天 3 次。达那唑是雄激素的中间产物,男性化不良反应较司坦唑醇轻,更适于女性患者。单药剂量通常 300 mg/d 起始,最大剂量 600 mg/d,起效的中位时间为 3 个月,总有效率可达 46%[208]。长期应用雄激素,可能出现肝毒性、心力衰竭、前列腺增生、情绪改变以及水钠潴留等不良反应。所以肾病和心力衰竭患者慎用,前列腺癌患者禁用。

2.11.1.3 造血干细胞移植治疗

造血干细胞移植作为老年患者的一线治疗的研究不多,需要进一步临床研究明确干细胞移植在这个人群中的作用和价值(详见造血干细胞移植篇)。

2.11.1.4 阿仑单抗

阿仑单抗(Alemtuzumab)治疗 AA 耐受较好,感染并发症较少,对于难治复发患者疗效优于初治患者,甚至可以替代环孢素以降低免疫抑制剂联合治疗的毒性[97]。肾功能不全者及其他无法耐受环孢素的老年难治复发患者,可考虑单药使用阿仑单抗。单药使用剂量通常为 10 mg,静脉输注 2 h,每天 1 次,连续 10 d[97,99]。但近期研究发现除了常见的输液反应外,30%～40%的患者在使用阿仑单抗后可继发性自身免疫性疾病、甲状腺功能异常、免疫性血小板减少性紫癜等,并且恶性肿瘤(尤其是甲状腺肿瘤)的发病率增高。因此需要谨慎使用,严密监测[209, 210]。

2.11.1.5　艾曲波帕片

艾曲波帕片是一种口服的血小板生成素受体激动剂,可促进AA 患者三系造血的恢复[100]。现已被 FDA 批准用于对 IST 无效的SAA。欧洲药品管理局 EMA 也批准其用于 IST 无效的 SAA,或之前接受多种治疗无法行 HSCT 的 SAA。剂量通常从 50 mg/d 起始,每 2 周加量 25 mg,直至或血小板计数达到 $20×10^9/L$,或达到单日最大剂量 150 mg。艾曲波帕片可单药或联合 CSA 使用。对于难治性 SAA 患者,有研究报道其有效率可达 40%,起效时间为 3～4个月,且不良反应较小(如转氨酶升高),网织红细胞绝对值对艾曲波帕疗效有预测意义[100]。但被质疑可导致克隆演变(如- 7)。在治疗前需反复行骨髓穿刺,排除异常细胞遗传学克隆,尤其是- 7 的存在[25, 100]。目前我国没有艾曲波帕,但有研究表明,ATG 联合重组人血小板生成素(rh - TPO),可提高 SAA 的 IST 血液学反应率,加快血小板恢复。通常在 ATG 结束后第 14 d 开始连续或隔日皮下注射 rh - TPO 15 000 U/d,总疗程 28 d。rh - TPO 具有不良反应轻微、无克隆性血液学转化、无骨髓纤维化的优点,但对于红系和粒系造血恢复的促进作用尚不肯定[189, 190, 211]。

2.11.2　妊娠再生障碍性贫血患者的处理

AA 可以发生于妊娠的早期、中期及晚期。对于妊娠与 AA 的关系,目前仍不明确。妊娠期间,血细胞的下降往往会加重。妊娠终止后,部分患者(25%～30%)病情可能自行缓解,而部分患者在分娩后病情仍会继续进展甚至死亡[212~214]。同时,妊娠常常可以导致既往 ATG 治疗有效的患者,尤其是部分缓解的患者复发,但是对于 HSCT 成功的患者并无影响。应特别注意的是,孕前血细胞计数正常的患者依然可在孕期复发[215]。

妊娠 AA 患者的子痫/子痫前期发生率显著增加,并可导致早期早产、胎儿死亡(IUD)及胎儿生长受限(FGR)等不良围产结局,围产期死亡率高达 20%～40%[216~218]。尤其是血小板计数重度减少($<20×10^9/L$)的 AA 孕妇,其产科并发症的发生风险明显增

加[219]。妊娠期间,尤其是妊娠晚期,需根据病情严密监测血常规,同时需严密监测 PNH 克隆的出现[25]。

妊娠合并 AA 可予以终止早期妊娠,输血支持治疗,免疫抑制治疗以及分娩后造血干细胞移植治疗。由于治疗相关毒性,不常规推荐妊娠期使用 ATG/ALG,异基因造血干细胞移植以及雄激素[25, 213, 215, 217, 220, 221]。

2.11.2.1　输血支持治疗

输血支持治疗被认为是妊娠期间 AA 的主要治疗方法。妊娠期间需间断输注悬浮少白红细胞及单采血小板维持血红蛋白≥80 g/L,血小板计数≥20×10⁹/L。围产期输血目标值升高,血小板计数需维持在(50～100)×10⁹/L 以上[220]。但要注意同种异体免疫及其所致的血小板输注无效。在无法获得 HLA 配型的血小板时,紧急情况下可以产前大量输注单采血小板(如 10～20 U/次)来克服输注无效,减少出血风险[222, 223]。对于发生粒细胞缺乏的 AA 孕妇,重组人粒细胞集落刺激因子的使用被认为是安全有效的[221, 224]。

2.11.2.2　免疫抑制剂治疗

妊娠期不常规推荐使用 ATG/ALG。环孢素(CsA)可用于妊娠期 AA 患者(Grade 2C)。因环孢素并无致畸报道,被认为可安全用于妊娠期[25, 218, 221, 225]。停药可导致再障的复发或加重,所以对于孕前已开始服用环孢素的患者,确诊妊娠后无须减量或停药[213, 215, 221]。对于妊娠期输血依赖者,也可考虑开始予以环孢素治疗[218]。

2.11.2.3　祛铁治疗

祛铁药物在妊娠合并 AA 患者的使用指征和方法与普通再障人群一致。去铁胺被证实在动物实验中有致畸作用,但对于孕妇尚无致畸报道(FDA 妊娠分级 C)。地拉罗司目前在动物实验和人体均无致畸报道(FDA 妊娠分级 C),但两者均应尽量在妊娠 3 个月后再开始使用。

2.11.2.4　分娩后造血干细胞移植

虽然部分妊娠合并再障患者分娩后病情可缓解,但仍有相当比例的患者面临着病情复发或加重甚至死亡的风险[212, 213, 216, 217]。对于有合适供体的重型 AA 患者,造血干细胞移植较免疫抑制剂治疗和/或雄激素治疗更为有效,仍被推荐用于治疗分娩后的 AA 患者[226](详见 2.7)。

2.11.2.5 分娩方式

妊娠 AA 患者的分娩方式目前仍有争议。通常建议足月时予以经阴道引产。血小板计数小于 50×10^9/L 者,产前 1~2 h 输注单采血小板。对于有产科指征、AA 复发或有出血倾向的患者,可行剖宫产[215]。血小板计数小于 100×10^9/L 者,术前 1~2 h 输注单采血小板。AA 患者的分娩需要血液科、产科及麻醉科等多学科协作[213, 215, 219, 220, 223]。

2.12 阵发性睡眠性血红蛋白尿与再生障碍性贫血

阵发性睡眠性血红蛋白尿(PNH)是一种获得性克隆性疾病,其发生是由于 PNH 患者的骨髓中存在携带有 Xp22.1 上 PIG-A 基因突变的克隆性造血过程,导致该克隆来源的各系、各阶段的血细胞均存在完全或不完全胞膜糖化磷脂酰肌醇(GPI)锚合成障碍,造成血细胞表面众多锚链蛋白缺失。目前已知其中有两种锚定蛋白的缺失使细胞灭活补体的能力减弱,从而导致细胞容易发生补体介导的免疫性血细胞破坏,分别是补体衰变因子(decay-accelerating factor,DAF,CD55)和反应性溶解膜抑制物(membrane inhibitor of reactivelysis,MIRL,CD59)。除了反复的血管内溶血表现外,由于血液中游离血红蛋白增高并消耗血液中的一氧化氮(NO),可引起肌张力下降导致吞咽困难、腹痛、勃起障碍,也可引起肾动脉痉挛、肺动脉高压及高血压。血栓形成是 PNH 的另一个重要表现也是最常见的 PNH 患者的死因,40% 可出现,其机制不完全清楚。血栓形成静脉多见(85%),也可出现动脉血栓形成(15%),可为多部位、少见部位血栓形成。反复感染,尤其是呼吸道感染,是 PNH 患者的第二位死亡原因[227]。

获得性 AA、PNH 和 MDS 之间在临床表现及血液学检查方面存在相当大的重叠,往往造成临床诊断和治疗上的困扰。既往曾有 AA-PNH 综合征、AA-PNH-MDS 综合征的提法或命名,更加造成临床实践中的混乱。实际上,这三种命名着重点各不相同,描述的是不同的病理生理学过程。例如,AA 强调骨髓造血过程在干祖细胞阶段出现异常导致造血过程自上而下发生萎缩和衰竭;骨髓增生异常综合征关注的是骨髓中演化出具有恶性增殖特征的异常克

77

隆性造血;阵发性睡眠性血红蛋白尿强调的是骨髓中出现了膜表面锚链蛋白缺失的造血克隆并引发临床溶血过程。这三种病理生理学过程在不同的个体,或者同一个体的不同疾病过程可能合并存在而以某一种过程为主要表现[29, 31, 228~231]。

与 AA 合并存在的 PNH 克隆的发生率依不同阳性界值研究而有所差别。例如,国内张凤奎教授的研究表明如果采用 1% 为界值,24% 的 AA 患者存在有 PNH 克隆,其大小为 1.1%~45.46%(中位7.82%);如果采用 0.01% 为界值,则高达 78.3% 的患者存在 PNH 克隆[232]。国外学者采用 0.01% 为界值,发现 59.2% 的患者 PNH 克隆阳性,粒细胞克隆占 0.01%~51.48%,红细胞克隆占 0.01%~9.15%[49]。

依据 PNH 克隆存在的状态不同,International PNH Interest Group 于 2005 年把 PNH 分为经典型溶血性 PNH、再障合并 PNH 和亚临床 PNH[233],该分类是便于交流的工作分类,目前仍然广泛使用[227, 233]。分类中的溶血性 PNH 是指有溶血的临床和实验室表现,但是除贫血外,至少在非溶血期没有骨髓衰竭的表现,即中性粒细胞 $>1.5 \times 10^9/L$,血小板 $>120 \times 10^9/L$;AA 合并 PNH 是指有溶血的临床和实验室证据,同时出现骨髓衰竭的表现(中性粒细胞 $<1.0 \times 10^9/L$,血小板 $<80 \times 10^9/L$);亚临床型是指没有临床溶血证据,PNH 克隆 $<1.0\%$。研究显示临床实践中有 25% 左右的病例不能准确分类,将这部分患者列为中间型[234]。在抗补体抗体面世之后,有学者在全球范围内发起一项名为 International PNH Registry 的观察性研究,除了评价抗体的安全和有效外,这项研究也变成了 PNH 的国际信息登记库[235, 236]。该研究显示 2 356 例中表现为典型 PNH 的有 702 例(30%)、AA 合并 PNH 的有 375 例(16%),691 例(25%)病例不能归为上述两类,仅能划分为中间型,另有 588 例(30%)无法分类[234~236]。

PNH 大克隆($>50\%$)可产生明显的临床症状,如溶血及增加血栓疾病风险。所以,PNH 大克隆的存在可由一些临床征象识别,例如,血管内溶血(血红蛋白尿或血清游离血红蛋白增高、常与睡眠有关、Coombs 试验阴性);动脉或静脉血栓形成(尤其是非常见部位血栓形成:Budd - Chiari 综合征、门静脉、脾静脉、海绵窦及皮肤静脉等)。还有必要进行细致的实验室检查,例如,网织红细胞计数、血乳酸脱氢酶、血清结合珠蛋白、胆红素、尿隐血(或尿含铁血黄素)试验。多达 50% 的 AA 患者可检测出微小 PNH 克隆,通常无溶血证据。为了发现这些临床表现和常规检查无阳性表现的克隆,需要采用更加敏感的方法。流式细胞术敏感性和特异性高,已经是目前发现和评估 PNH 克隆的常规方法。临床实践中需要注意以下几点:第一,目前已经有流式细胞学方法检测 PNH 克隆的国际指南[237, 238],除了之前提到的红细胞和粒细胞表面 CD55 和 CD59 的表达之外,粒细胞和单核细胞表面的 FLAER 检测更加敏感和特异,是目前确认 PNH 克隆不可缺少的检测项目。第二,由于大量溶血或红细胞输注可导致异常红细胞数量比例降低,所以 PNH 克隆的评估应该以中性粒细胞和单核细胞为主,以免出现假阴性。第三,PNH 克隆流式法主要用来检测外周血的白细胞和红细胞,由于骨髓中细胞群较复杂,而且前体细胞多,所以不具有很好的诊断价值。但是对于早期发病的患者,骨髓单个细胞可能首先出现异常,而且不受成熟细胞发生溶血的影响,可以与外周血检测联合检测,完整评估。除了临床、血液生化及血细胞免疫学检查外,对于特殊病例,可考虑进行 PIG - A 基因突变检测,它是较特异诊断 PNH 的方法,但可有假阴性。

PNH 克隆可能持续存在、消失或增加。但是由于 AA 和 PNH 关系密切或合并存在,所以在建立 AA 诊断时及随访过程中,必须动态检测和评估 PNH 克隆的存在和演变情况。若病程中 PNH 克隆一直为阴性,前 2 年中每 6 个月检测一次,若之后未出现新的症状或体征,则每年检测一次。若 PNH 监测为阳性或转变为阳性,则前 2 年中每 3 个月检测一次,当多次检测确定 PNH 克隆的大小稳定后可减少评估次数。

对于 AA 合并 PNH 的患者,PNH 克隆的针对性治疗可以忽略,所以治疗方案的选择应该依据 AA 的情况进行医疗决策。PNH 克隆的存在对 SAA 和 VSAA 治疗选择的影响目前存在一定争议[49, 50, 232, 239~242]。1995 年有研究认为合并 PNH 克隆的 AA 患者预后差[241],也有研究未发现两者存在差别[240, 242]。相反,另有研究发现 PNH 克隆的存在可以预测 IST 的治疗反应好[50, 73]。造成研究结果不一致的原因尚不清楚,可能与不同研究采用的 PNH 阳性标准不同、PNH 检测方法不同、所包含病例年龄构成不同以及观察时间不同有关。有研究发现当把 GPI/FLAER 阴性 PNH 克隆大于 0.01％作为界定 PNH 阳性的标准时，PNH 克隆的存在才对 IST 的治疗结果有预测意义。如果把阳性界值定义为 1％，则 PNH 的存在与否与 IST 治疗结果无关[49]。另一项 113 例儿童获得性 AA 的研究采用更低的阈值（粒细胞 0.005％，红细胞 0.01％）发现微小 PNH 克隆的存在和端粒长度较长的患儿对 IST 的反应更好[12]。最近国内学者研究认为无论采用 1.0％还是 0.01％作为定义 PNH 克隆存在的标准，PNH 克隆阳性的病例均具有更高的缓解质量（完全缓解和部分缓解）[232]。而且，该研究显示 PNH 阳性的患者均在 6 个月内达到最好疗效，6 个月未达到缓解的 PNH 阴性患者中有 25％在治疗后 6～12 个月的时间窗内取得缓解。这个结果提示对于 PNH 阴性的患者，IST 疗效的判断可能需要比英国指南中采用的 4 个月的观察期更长[232]。另外，以上 PNH 克隆与 IST 治疗效果之间关系的研究中，采用的治疗方案并非一致，包括 ATG 的类型、剂量、联合环孢素的时间及浓度等均有不同，所以 PNH 克隆的阳性意义并非确定，对重型再障的治疗方案的选择仅供参考[227]。目前建议对于 PNH 克隆较小的再障患者不影响治疗方案的选择，但是如果 PNH 克隆较大，尤其已经表现有溶血等临床特征的 AA 患者，采用 IST 治疗需要注意 PNH 克隆可能继续增大，需要密切监测 PNH 克隆的变化。

重组人源型抗补体蛋白 C5 单克隆抗体（eculizumab）可以抑制补体对红细胞的破坏，于 2007 年被美国 FDA 批准用于治疗 PNH。它可以减少溶血及继发损害，减少血栓形成，因而显著改善了溶血性 PNH 的预后，从而将溶血性 PNH 的死亡率降至 5.1％[236]，是近年来 PNH 治疗领域的新进展。但是，对于 AA 合并 PNH 或亚临床 PNH 的患者，单抗的临床有效性并未被证实。另外，它并未减少 PNH 继发克隆演变转化为 MDS 和急性白血病的风险，却增加了奈瑟球菌感染概率，有可能增加血管外溶血的机会[243]。Eculizumab 的推荐剂量是每周 600 mg，用 4 次，第 5 周 900 mg，以后每 2 周 900 mg，治疗费用每年超过 200 万元人民币，这也极大地限制了该药在国内的推广使用。

与单克隆抗体对 PNH 进行保护的治疗模式不同，造血干细胞移植的目标是清除 PNH 克隆，是唯一可以治愈 PNH 的方法。因此,尽管经典型 PNH 的治疗在发达国家进入单抗时代,在不能获得该种药物的地区、对不能接受该种治疗模式或抗体治疗后病情为控制临床溶血发作的患者,造血干细胞移植依然是最佳选择。对于重型和极重型 AA 合并 PNH 克隆的患者,合适供者造血干细胞移植也仍然是一线治疗。目前尚未发现合并存在的 PNH 克隆对造血干细胞移植的并发症、死亡率及复发上的影响。由于 PNH 克隆可以通过移植物抗 PNH 克隆效应逐步清除,所以目前倾向于使用非清髓预处理方案进行干细胞移植。即便 PNH 克隆较大,移植期间似乎不需要担心预处理会引起血栓及溶血等 PNH 克隆相关并发症的发生。例如,近来有学者对中位 PNH 克隆为 81.6%(5.5%～99%)的 17 例 PNH 患者行造血干细胞移植,经过中位 6 年的随访,无病存活率达 87.8%,但是累计 cGVHD 的发生率高达 70%[244]。也有研究在预处理方案中保留减低剂量的清髓性药物[128, 245, 246]。由于 PNH 移植后复发极少,多数死亡原因是 GVHD,因而有必要进一步探索安全性高、GVHD 发生率低的移植模式。半相合造血干细胞移植的安全性近来大大提高,由于解决了供者来源的问题,所以值得进一步研究[247]。

参考文献

[1] Barone A, Lucarelli A, Onofrillo D, et al. Diagnosis and management of acquired aplastic anemia in childhood. Guidelines from the Marrow Failure Study Group of the Pediatric Haemato-Oncology Italian Association (AIEOP) [J]. Blood Cells Mol Dis,2015,55(1): 40 - 47.

[2] Samarasinghe S,Webb D K. How I manage aplastic anaemia in children [J]. Br J Haematol,2012,157(1): 26 - 40.

[3] Hartung H D, Olson T S, Bessler M. Acquired aplastic anemia in children [J]. Pediatr Clin North Am,2013,60(6): 1311 - 1336.

[4] Zeng Y,Katsanis E. The complex pathophysiology of acquired aplastic anaemia [J]. Clin Exp Immunol,2015,180(3): 361 - 370.

[5] Kordasti S, Costantini B, Seidl T, et al. Deep phenotyping of Tregs identifies an immune signature for idiopathic aplastic anemia and predicts response to treatment [J]. Blood,2016,128(9): 1193 - 1205.

[6] Brummendorf T H, Maciejewski J P, Mak J,et al. Telomere length in leukocyte subpopulations of patients with aplastic anemia [J]. Blood,

2001,97(4): 895 - 900.

[7] Calado R T, Young N S. Telomere maintenance and human bone marrow failure [J]. Blood,2008,111(9): 4446 - 4455.

[8] Scheinberg P, Cooper J N, Sloand E M,et al. Association of telomere length of peripheral blood leukocytes with hematopoietic relapse, malignant transformation, and survival in severe aplastic anemia [J]. Jama,2010,304(12): 1358 - 1364.

[9] Chirnomas S D, Kupfer G M. The inherited bone marrow failure syndromes [J]. Pediatr Clin North Am,2013,60(6): 1291 - 1310.

[10] Giri N, Alter B P, Penrose K,et al. Immune status of patients with inherited bone marrow failure syndromes [J]. Am J Hematol,2015,90 (8): 702 - 708.

[11] Tutelman P R, Aubert G, Milner R A,et al. Paroxysmal nocturnal haemoglobinuria phenotype cells and leucocyte subset telomere length in childhood acquired aplastic anaemia [J]. Br J Haematol,2014,164 (5): 717 - 721.

[12] Narita A, Muramatsu H, Sekiya Y, et al. Paroxysmal nocturnal hemoglobinuria and telomere length predicts response to immunosuppressive therapy in pediatric aplastic anemia [J]. Haematologica,2015,100(12): 1546 - 1552.

[13] Yoshida N, Yagasaki H, Hama A, et al. Predicting response to immunosuppressive therapy in childhood aplastic anemia [J]. Haematologica,2011,96(5): 771 - 774.

[14] Philippe M, Henin E, Bertrand Y, et al. Model-Based Determination of Effective Blood Concentrations of Cyclosporine for Neutrophil Response in the Treatment of Severe Aplastic Anemia in Children [J]. AAPS J,2015,17(5): 1157 - 1167.

[15] Bueno C, Roldan M, Anguita E, et al. Bone marrow mesenchymal stem cells from patients with aplastic anemia maintain functional and immune properties and do not contribute to the pathogenesis of the disease [J]. Haematologica,2014,99(7): 1168 - 1175.

[16] Chao Y H, Peng C T, Harn H J, et al. Poor potential of proliferation and differentiation in bone marrow mesenchymal stem cells derived from children with severe aplastic anemia [J]. Ann Hematol,2010,89 (7): 715 - 723.

82

[17] Kamata M, Okitsu Y, Fujiwara T, et al. GATA2 regulates differentiation of bone marrow-derived mesenchymal stem cells [J]. Haematologica,2014,99(11):1686-1696.

[18] Chao Y H, Wu K H, Chiou S H, et al. Downregulated CXCL12 expression in mesenchymal stem cells associated with severe aplastic anemia in children [J]. Ann Hematol,2015,94(1):13-22.

[19] Speck B, Gratwohl A, Nissen C, et al. Treatment of severe aplastic anaemia with antilymphocyte globulin or bone-marrow transplantation [J]. Br Med J (Clin Res Ed),1981,282(6267):860-863.

[20] Camitta B M, Rappeport J M, Parkman R, et al. Selection of patients for bone marrow transplantation in severe aplastic anemia [J]. Blood,1975,45(3):355-363.

[21] 王书春,李彦珊,陈晓娟,等.雄激素治疗 114 例获得性非重型再生障碍性贫血患儿疗效分析[J].中国实验血液学杂志,2011,19(3):793-797.

[22] Nishio N, Yagasaki H, Takahashi Y, et al. Natural history of transfusion-independent non-severe aplastic anemia in children [J]. Int J Hematol,2009,89(4):409-413.

[23] Wang S, Chen Y, Zou Y, et al. The progression risk factors of children with transfusion-independent non-severe aplastic anemia [J]. Int J Hematol,2013,97(2):210-215.

[24] Proytcheva M. Bone marrow evaluation for pediatric patients [J]. Int J Lab Hematol,2013,35(3):283-289.

[25] Killick S B, Bown N, Cavenagh J, et al. Guidelines for the diagnosis and management of adult aplastic anaemia [J]. Br J Haematol,2016,172(2):187-207.

[26] Shimamura A, Alter B P. Pathophysiology and management of inherited bone marrow failure syndromes [J]. Blood Rev,2010,24(3):101-122.

[27] Rovo A, Tichelli A, Dufour C, et al. Diagnosis of acquired aplastic anemia [J]. Bone Marrow Transplant,2013,48(2):162-167.

[28] Gupta V, Brooker C, Tooze J A, et al. Clinical relevance of cytogenetic abnormalities at diagnosis of acquired aplastic anaemia in adults [J]. Br J Haematol,2006,134(1):95-99.

[29] Ogawa S. Clonal hematopoiesis in acquired aplastic anemia [J]. Blood,

2016,128(3): 337 – 347.

[30] Ohga S, Ohara A, Hibi S, et al. Treatment responses of childhood aplastic anaemia with chromosomal aberrations at diagnosis [J]. Br J Haematol,2002,118(1): 313 – 319.

[31] Kulasekararaj A G, Jiang J, Smith A E, et al. Somatic mutations identify a subgroup of aplastic anemia patients who progress to myelodysplastic syndrome [J]. Blood,2014,124(17): 2698 – 2704.

[32] Tsangaris E, Klaassen R, Fernandez C V, et al. Genetic analysis of inherited bone marrow failure syndromes from one prospective, comprehensive and population-based cohort and identification of novel mutations [J]. J Med Genet,2011,48(9): 618 – 628.

[33] Spinner M A, Sanchez L A, Hsu A P, et al. GATA2 deficiency: a protean disorder of hematopoiesis, lymphatics, and immunity [J]. Blood,2014,123(6): 809 – 821.

[34] Ganapathi K A, Townsley D M, Hsu A P, et al. GATA2 deficiency-associated bone marrow disorder differs from idiopathic aplastic anemia [J]. Blood,2015,125(1): 56 – 70.

[35] Chanarin I, Barkhan P, Peacock M, et al. Acute Arrest of Haemopoiesis [J]. Br J Haematol,1964,1043 – 49.

[36] 阎嶂松,张莉,王慧君,等. 表现酷似再生障碍性贫血的急性造血停滞23例临床分析 [J]. 中华血液学杂志,2007,28(11): 750 – 753.

[37] Tichelli A, Socie G, Henry-Amar M, et al. Effectiveness of immunosuppressive therapy in older patients with aplastic anemia. European Group for Blood and Marrow Transplantation Severe Aplastic Anaemia Working Party [J]. Ann Intern Med,1999,130(3): 193 – 201.

[38] Nishikawa E, Yagasaki H, Hama A, et al. Long-term outcomes of 95 children with moderate aplastic anemia treated with horse antithymocyte globulin and cyclosporine [J]. Pediatr Blood Cancer, 2017,64(5): doi: 10.1002/pbc.26305.

[39] Marsh J C, Ball S E, Darbyshire P, et al. Guidelines for the diagnosis and management of acquired aplastic anaemia [J]. Br J Haematol, 2003,123(5): 782 – 801.

[40] Marsh J C, Ball S E, Cavenagh J, et al. Guidelines for the diagnosis and management of aplastic anaemia [J]. Br J Haematol,2009,147(1): 43 – 70.

[41] Xu L P, Zhang X H, Wang F R, et al. Haploidentical transplantation for pediatric patients with acquired severe aplastic anemia [J]. Bone Marrow Transplant,2017,52(3): 381 - 387.

[42] Xu L P, Jin S, Wang S Q, et al. Upfront haploidentical transplant for acquired severe aplastic anemia: registry-based comparison with matched related transplant [J]. J Hematol Oncol,2017,10(1): 25.

[43] Devillier R, Dalle J H, Kulasekararaj A, et al. Unrelated alternative donor transplantation for severe acquired aplastic anemia: a study from the French Society of Bone Marrow Transplantation and Cell Therapies and the EBMT Severe Aplastic Anemia Working Party [J]. Haematologica,2016,101(7): 884 - 890.

[44] Bacigalupo A, Giammarco S, Sica S. Bone marrow transplantation versus immunosuppressive therapy in patients with acquired severe aplastic anemia [J]. Int J Hematol,2016,104(2): 168 - 174.

[45] Bacigalupo A. How I treat acquired aplastic anemia [J]. Blood,2017, 129(11): 1428 - 1436.

[46] Scheinberg P, Wu C O, Nunez O, et al. Predicting response to immunosuppressive therapy and survival in severe aplastic anaemia [J]. Br J Haematol,2009,144(2): 206 - 216.

[47] Maciejewski J P, Risitano A, Sloand E M, et al. Distinct clinical outcomes for cytogenetic abnormalities evolving from aplastic anemia [J]. Blood,2002,99(9): 3129 - 3135.

[48] Holbro A, Jotterand M, Passweg J R, et al. Comment to "Favorable outcome of patients who have 13q deletion: a suggestion for revision of the WHO 'MDS -U' designation" Haematologica. 2012; 97 (12): 1845 -9 [J]. Haematologica,2013,98(4): e46 - 47.

[49] Kulagin A, Lisukov I, Ivanova M, et al. Prognostic value of paroxysmal nocturnal haemoglobinuria clone presence in aplastic anaemia patients treated with combined immunosuppression: results of two-centre prospective study [J]. Br J Haematol,2014,164(4): 546 - 554.

[50] Sugimori C, Chuhjo T, Feng X, et al. Minor population of CD55 - CD59 - blood cells predicts response to immunosuppressive therapy and prognosis in patients with aplastic anemia [J]. Blood,2006,107(4): 1308 - 1314.

[51] Wang H, Chuhjo T, Yamazaki H, et al. Relative increase of granulocytes with a paroxysmal nocturnal haemoglobinuria phenotype in aplastic anaemia patients: the high prevalence at diagnosis [J]. Eur J Haematol, 2001, 66(3): 200 - 205.

[52] Zhang L, Jing L, Zhou K, et al. Rabbit antithymocyte globulin as first-line therapy for severe aplastic anemia [J]. Exp Hematol, 2015, 43(4): 286 - 294.

[53] Rosenfeld S, Follmann D, Nunez O, et al. Antithymocyte globulin and cyclosporine for severe aplastic anemia: association between hematologic response and long-term outcome [J]. Jama, 2003, 289(9): 1130 - 1135.

[54] Scheinberg P, Rios O, Scheinberg P, et al. Prolonged cyclosporine administration after antithymocyte globulin delays but does not prevent relapse in severe aplastic anemia [J]. Am J Hematol, 2014, 89(6): 571 - 574.

[55] Saracco P, Quarello P, Iori A P, et al. Cyclosporin A response and dependence in children with acquired aplastic anaemia: a multicentre retrospective study with long-term observation follow-up [J]. Br J Haematol, 2008, 140(2): 197 - 205.

[56] Kawai M, Kitade H, Mathieu C, et al. Inhibitory and stimulatory effects of cyclosporine A on the development of regulatory T cells in vivo [J]. Transplantation, 2005, 79(9): 1073 - 1077.

[57] Song M K, Chung J S, Joo Y D, et al. Early intensified intravenous cyclosporine therapy predicts favorable response to immunosuppressive therapy with rabbit antithymocyte globulin in patients with severe aplastic anemia [J]. Leuk Res, 2015, 39(3): 284 - 289.

[58] Philippe M, Henin E, Bertrand Y, et al. Model-Based Determination of Effective Blood Concentrations of Cyclosporine for Neutrophil Response in the Treatment of Severe Aplastic Anemia in Children [J]. Aaps j, 2015, 17(5): 1157 - 1167.

[59] Bertrand A, Philippe M, Bertrand Y, et al. Salvage therapy of refractory severe aplastic anemia by decreasing cyclosporine dose regimen [J]. Eur J Haematol, 2014, 92(2): 172 - 176.

[60] Shao Y, Li X, Shi J, et al. Cyclosporin combined with levamisole for refractory or relapsed severe aplastic anaemia [J]. Br J Haematol,

2013,162(4)：552-555.

[61] 梁立艳,张莉,井丽萍,等. 环孢素血药浓度水平对重型再生障碍性贫血患者免疫抑制治疗近期疗效的影响 [J]. 中华血液学杂志,2011,32(11)：766-771.

[62] Dufour C, Svahn J, Bacigalupo A, et al. Front-line immunosuppressive treatment of acquired aplastic anemia [J]. Bone Marrow Transplant, 2013,48(2)：174-177.

[63] Dubey S, Nityanand S. Involvement of Fas and TNF pathways in the induction of apoptosis of T cells by antithymocyte globulin [J]. Ann Hematol,2003,82(8)：496-499.

[64] Michallet M C, Saltel F, Preville X, et al. Cathepsin-B-dependent apoptosis triggered by antithymocyte globulins: a novel mechanism of T-cell depletion [J]. Blood,2003,102(10)：3719-3726.

[65] Feng X, Kajigaya S, Solomou E E,et al. Rabbit ATG but not horse ATG promotes expansion of functional $CD4^+$ $CD25^+$ $FOXP3^+$ regulatory T cells in vitro [J]. Blood,2008,111(7)：3675-3683.

[66] Lopez M, Clarkson M R, Albin M, et al. A novel mechanism of action for anti-thymocyte globulin: induction of $CD4^+$ $CD25^+$ $Foxp3^+$ regulatory T cells [J]. J Am Soc Nephrol,2006,17(10)：2844-2853.

[67] Flynn J, Cox C V, Rizzo S, et al. Direct binding of antithymoctye globulin to haemopoietic progenitor cells in aplastic anaemia [J]. Br J Haematol,2003,122(2)：289-297.

[68] Killick S B, Marsh J C, Gordon-Smith E C, et al. Effects of antithymocyte globulin on bone marrow $CD34^+$ cells in aplastic anaemia and myelodysplasia [J]. Br J Haematol,2000,108(3)：582-591.

[69] Feng X, Scheinberg P, Biancotto A, et al. In vivo effects of horse and rabbit antithymocyte globulin in patients with severe aplastic anemia [J]. Haematologica,2014,99(9)：1433-1440.

[70] Xie X, Zhao H, Qin D, et al. Pharmacokinetics and pharmacodynamics of two antithymocyte globulins in treatment of pediatric aplastic anemia [J]. Int J Clin Exp Med,2015,8(3)：4349-4355.

[71] Scheinberg P, Nunez O, Weinstein B, et al. Horse versus rabbit antithymocyte globulin in acquired aplastic anemia [J]. N Engl J Med, 2011,365(5)：430-438.

87

[72] Marsh J C, Bacigalupo A, Schrezenmeier H, et al. Prospective study of rabbit antithymocyte globulin and cyclosporine for aplastic anemia from the EBMT Severe Aplastic Anaemia Working Party [J]. Blood, 2012, 119(23): 5391 - 5396.

[73] Afable M G, 2nd, Shaik M, Sugimoto Y, et al. Efficacy of rabbit antithymocyte globulin in severe aplastic anemia [J]. Haematologica, 2011, 96(9): 1269 - 1275.

[74] Yoshimi A, Niemeyer C M, Fuhrer M M, et al. Comparison of the efficacy of rabbit and horse antithymocyte globulin for the treatment of severe aplastic anemia in children [J]. Blood, 2013, 121(5): 860 - 861.

[75] Atta E H, Dias D S, Marra V L, et al. Comparison between horse and rabbit antithymocyte globulin as first-line treatment for patients with severe aplastic anemia: a single-center retrospective study [J]. Ann Hematol, 2010, 89(9): 851 - 859.

[76] Shin S H, Yoon J H, Yahng S A, et al. The efficacy of rabbit antithymocyte globulin with cyclosporine in comparison to horse antithymocyte globulin as a first-line treatment in adult patients with severe aplastic anemia: a single-center retrospective study [J]. Ann Hematol, 2013, 92(6): 817 - 824.

[77] Jeong D C, Chung N G, Cho B, et al. Long-term outcome after immunosuppressive therapy with horse or rabbit antithymocyte globulin and cyclosporine for severe aplastic anemia in children [J]. Haematologica, 2014, 99(4): 664 - 671.

[78] Vallejo C, Montesinos P, Polo M, et al. Rabbit antithymocyte globulin versus horse antithymocyte globulin for treatment of acquired aplastic anemia: a retrospective analysis [J]. Ann Hematol, 2015, 94(6): 947 - 954.

[79] Takahashi Y, Muramatsu H, Sakata N, et al. Rabbit antithymocyte globulin and cyclosporine as first-line therapy for children with acquired aplastic anemia [J]. Blood, 2013, 121(5): 862 - 863.

[80] Pawelec K, Salamonowicz M, Panasiuk A, et al. First-line immunosuppressive treatment in children with aplastic anemia: rabbit antithymocyte globulin [J]. Adv Exp Med Biol, 2015, 83655 - 62.

[81] Luo C J, Gao Y J, Tang J Y, et al. ATG-Fresenius S combined with cyclosporine a: an effective immunosuppressive therapy for children

with aplastic anemia [J]. J Pediatr Hematol Oncol,2014,36(5):374-378.

[82] Chuncharunee S, Wong R, Rojnuckarin P, et al. Efficacy of rabbit antithymocyte globulin as first-line treatment of severe aplastic anemia: an Asian multicenter retrospective study [J]. Int J Hematol, 2016,104(4):454-461.

[83] Xie X, Shi W, Zhou X, et al. Comparison of rabbit antithymocyte globulin and Jurkat cell-reactive anti-T lymphocyte globulin as a first-line treatment for children with aplastic anemia [J]. Exp Hematol, 2014,42(6):431-438.

[84] Suzuki T, Kobayashi H, Kawasaki Y, et al. Efficacy of combination therapy with anti-thymocyte globulin and cyclosporine A as a first-line treatment in adult patients with aplastic anemia: a comparison of rabbit and horse formulations [J]. Int J Hematol,2016,104(4):446-453.

[85] 邵英起,李星鑫,葛美丽,等. 抗胸腺细胞球蛋白/抗淋巴细胞球蛋白治疗 345 例重型再生障碍性贫血患者的长期随访研究 [J]. 中华血液学杂志,2013,34(1):30-35.

[86] Serefhanoglu S, Buyukasik Y, Purnak T, et al. A comparison of Jurkat cell-reactive anti-T lymphocyte globulin and fetal anti-thymocyte globulin preparations in the treatment of aplastic anemia [J]. Med Princ Pract,2011,20(4):341-344.

[87] Eylem E, Yahya B, Ozlen B, et al. Not all anti-T lymphocyte globulin preparations are suitable for use in aplastic anemia: significantly inferior results with jurkat cell-reactive anti-T lymphocyte globulin in clinical practice [J]. Int J Clin Exp Med,2015,8(9):16334-16339.

[88] Wei J, Huang Z, Guo J, et al. Porcine antilymphocyte globulin (p-ALG) plus cyclosporine A (CsA) treatment in acquired severe aplastic anemia: a retrospective multicenter analysis [J]. Ann Hematol,2015, 94(6):955-962.

[89] Liu L, Ding L, Hao L, et al. Efficacy of porcine antihuman lymphocyte immunoglobulin compared to rabbit antithymocyte immunoglobulin as a first-line treatment against acquired severe aplastic anemia [J]. Ann Hematol,2015,94(5):729-737.

[90] Bing H, Siyi Y, Wei Z, et al. The use of anti-human T lymphocyte porcine immunoglobulin and cyclosporine a to treat patients with

acquired severe aplastic anemia [J]. Acta Haematol, 2010, 124 (4): 245 -250.

[91] 杨云，张王刚，曹星梅，等. 猪抗人淋巴细胞球蛋白治疗重型再生障碍性贫血的临床研究 [J]. 临床内科杂志, 2015, (4): 249 - 251.

[92] Li X, Shi J, Ge M, et al. Outcomes of optimized over standard protocol of rabbit antithymocyte globulin for severe aplastic anemia: a single-center experience [J]. PLos One, 2013, 8(3): e56648.

[93] Xie L N, Fang Y, Yu Z, et al. Increased immunosuppressive treatment combined with unrelated umbilical cord blood infusion in children with severe aplastic anemia [J]. Cell Immunol, 2014, 289(1 - 2): 150 - 154.

[94] Cle D V, Atta E H, Dias D S, et al. Repeat course of rabbit antithymocyte globulin as salvage following initial therapy with rabbit antithymocyte globulin in acquired aplastic anemia [J]. Haematologica, 2015, 100(9): e345 - 347.

[95] Di Bona E, Rodeghiero F, Bruno B, et al. Rabbit antithymocyte globulin (r - ATG) plus cyclosporine and granulocyte colony stimulating factor is an effective treatment for aplastic anaemia patients unresponsive to a first course of intensive immunosuppressive therapy. Gruppo Italiano Trapianto di Midollo Osseo (GITMO) [J]. Br J Haematol, 1999, 107(2): 330 - 334.

[96] Scheinberg P, Nunez O, Young N S. Retreatment with rabbit anti-thymocyte globulin and ciclosporin for patients with relapsed or refractory severe aplastic anaemia [J]. Br J Haematol, 2006, 133(6): 622 - 627.

[97] Scheinberg P, Nunez O, Weinstein B, et al. Activity of alemtuzumab monotherapy in treatment-naive, relapsed, and refractory severe acquired aplastic anemia [J]. Blood, 2012, 119(2): 345 - 354.

[98] Kim H, Min Y J, Baek J H, et al. A pilot dose-escalating study of alemtuzumab plus cyclosporine for patients with bone marrow failure syndrome [J]. Leuk Res, 2009, 33(2): 222 - 231.

[99] Risitano A M, Selleri C, Serio B, et al. Alemtuzumab is safe and effective as immunosuppressive treatment for aplastic anaemia and single-lineage marrow failure: a pilot study and a survey from the EBMT WPSAA [J]. Br J Haematol, 2010, 148(5): 791 - 796.

[100] Desmond R, Townsley D M, Dumitriu B, et al. Eltrombopag restores trilineage hematopoiesis in refractory severe aplastic anemia that can be sustained on discontinuation of drug [J]. Blood, 2014, 123 (12): 1818 – 1825.

[101] Xiao Y, Jiang Z J, Pang Y, et al. Efficacy and safety of mesenchymal stromal cell treatment from related donors for patients with refractory aplastic anemia [J]. Cytotherapy, 2013, 15(7): 760 – 766.

[102] Cle D V, Santana-Lemos B, Tellechea M F, et al. Intravenous infusion of allogeneic mesenchymal stromal cells in refractory or relapsed aplastic anemia [J]. Cytotherapy, 2015, 17(12): 1696 – 1705.

[103] Brodsky R A, Chen A R, Dorr D, et al. High-dose cyclophosphamide for severe aplastic anemia: long-term follow-up [J]. Blood, 2010, 115 (11): 2136 – 2141.

[104] Zhang F, Zhang L, Jing L, et al. High-dose cyclophosphamide compared with antithymocyte globulin for treatment of acquired severe aplastic anemia [J]. Exp Hematol, 2013, 41(4): 328 – 334.

[105] Scheinberg P, Townsley D, Dumitriu B, et al. Moderate-dose cyclophosphamide for severe aplastic anemia has significant toxicity and does not prevent relapse and clonal evolution [J]. Blood, 2014, 124 (18): 2820 – 2823.

[106] Scheinberg P, Nunez O, Wu C, et al. Treatment of severe aplastic anaemia with combined immunosuppression: anti-thymocyte globulin, ciclosporin and mycophenolate mofetil [J]. Br J Haematol, 2006, 133 (6): 606 – 611.

[107] Zhu X, Guan J, Xu J, et al. Pilot study using tacrolimus rather than cyclosporine plus antithymocyte globulin as an immunosuppressive therapy regimen option for severe aplastic anemia in adults [J]. Blood Cells Mol Dis, 2014, 53(3): 157 – 160.

[108] Macartney C, Freilich M, Odame I, et al. Complete response to tacrolimus in a child with severe aplastic anemia resistant to cyclosporin A [J]. Pediatr Blood Cancer, 2009, 52(4): 525 – 527.

[109] Viallard J F, Boiron J M, Parrens M, et al. Severe pancytopenia triggered by recombinant hepatitis B vaccine [J]. Br J Haematol, 2000, 110(1): 230 – 233.

[110] Hendry C L, Sivakumaran M, Marsh J C, et al. Relapse of severe

aplastic anaemia after influenza immunization [J]. Br J Haematol, 2002,119(1): 283 - 284.

[111] Frickhofen N, Heimpel H, Kaltwasser J P, et al. Antithymocyte globulin with or without cyclosporin A: 11 - year follow-up of a randomized trial comparing treatments of aplastic anemia [J]. Blood, 2003,101(4): 1236 - 1242.

[112] Locasciulli A, Oneto R, Bacigalupo A, et al. Outcome of patients with acquired aplastic anemia given first line bone marrow transplantation or immunosuppressive treatment in the last decade: a report from the European Group for Blood and Marrow Transplantation (EBMT) [J]. Haematologica, 2007, 92(1): 11 - 18.

[113] Maury S, Balere-Appert M L, Chir Z, et al. Unrelated stem cell transplantation for severe acquired aplastic anemia: improved outcome in the era of high-resolution HLA matching between donor and recipient [J]. Haematologica, 2007, 92(5): 589 - 596.

[114] Samarasinghe S, Steward C, Hiwarkar P, et al. Excellent outcome of matched unrelated donor transplantation in paediatric aplastic anaemia following failure with immunosuppressive therapy: a United Kingdom multicentre retrospective experience [J]. Br J Haematol, 2012, 157 (3): 339 - 346.

[115] Dufour C, Veys P, Carraro E, et al. Similar outcome of upfront-unrelated and matched sibling stem cell transplantation in idiopathic paediatric aplastic anaemia. A study on behalf of the UK Paediatric BMT Working Party, Paediatric Diseases Working Party and Severe Aplastic Anaemia Working Party of EBMT [J]. Br J Haematol, 2015, 171(4): 585 - 594.

[116] Kim H, Kim B S, Kim D H, et al. Comparison between matched related and alternative donors of allogeneic hematopoietic stem cells transplanted into adult patients with acquired aplastic anemia: multivariate and propensity score-matched analysis [J]. Biol Blood Marrow Transplant, 2011, 17(9): 1289 - 1298.

[117] Wagner J L, Deeg H J, Seidel K, et al. Bone marrow transplantation for severe aplastic anemia from genotypically HLA-nonidentical relatives. An update of the Seattle experience [J]. Transplantation, 1996, 61(1): 54 - 61.

[118] Zhu H, Luo R M, Luan Z, et al. Unmanipulated haploidentical haematopoietic stem cell transplantation for children with severe aplastic anaemia [J]. Br J Haematol,2016,174(5): 799 - 805.

[119] Zhang Y, Guo Z, Liu X D, et al. Comparison of Haploidentical Hematopoietic Stem Cell Transplantation and Immunosuppressive Therapy for the Treatment of Acquired Severe Aplastic Anemia in Pediatric Patients [J]. Am J Ther,2016.

[120] Xu L P, Wang S Q, Wu D P, et al. Haplo-identical transplantation for acquired severe aplastic anaemia in a multicentre prospective study [J]. Br J Haematol,2016,175(2): 265 - 274.

[121] 卢岳,吴彤,曹星玉,等.亲缘半结合与无关供者造血干细胞移植治疗重型再生障碍性贫血的疗效比较[J].中华血液学杂志,2016,37(1): 35 - 38.

[122] Liu L, Wang X, Jin S, et al. Haploidentical hematopoietic stem cell transplantation for nonresponders to immunosuppressive therapy against acquired severe aplastic anemia [J]. Bone Marrow Transplant, 2016,51(3): 424 - 427.

[123] 左书凝,许兰平.单倍体相合造血干细胞移植治疗重型再生障碍性贫血的现状与进展[J].中华血液学杂志,2015,36(8): 707 - 710.

[124] Ray K, Chakrabarti S, Esteves I, et al. Haploidentical BMT and post-transplant Cy for severe aplastic anemia: a multicenter retrospective study [J]. Bone Marrow Transplant,2015,50(5): 685 - 689.

[125] Jaiswal S R, Chatterjee S, Mukherjee S. Pre-transplant sirolimus might improve the outcome of haploidentical peripheral blood stem cell transplantation with post-transplant cyclophosphamide for patients with severe aplastic anemia [J]. Bone Marrow Transplant, 2015,50(6): 873 - 875.

[126] Im H J, Koh K N, Seo J J. Haploidentical hematopoietic stem cell transplantation in children and adolescents with acquired severe aplastic anemia [J]. Korean J Pediatr,2015,58(6): 199 - 205.

[127] Gupta N, Choudhary D, Sharma S K, et al. Haploidentical hematopoietic SCT for acquired severe aplastic anemia using post-transplant high-dose CY [J]. Bone Marrow Transplant,2015,50(1): 155 - 156.

[128] 陈峰,吴德沛,唐晓文,等.异基因造血干细胞移植治疗 18 例阵发性睡眠性血红蛋白尿症疗效分析[J].中华血液学杂志,2015,36(12):1005-1010.

[129] 张媛,刘晓东,何学鹏,等.单倍体相合异基因造血干细胞移植治疗再生障碍性贫血疗效回顾性分析[J].中国实验血液学杂志,2014,22(5):1354-1358.

[130] 徐丽昕,刘周阳,吴亚妹,等.单倍体造血干细胞联合脐带间充质干细胞移植治疗重型再生障碍性贫血-Ⅱ型的临床观察[J].中国实验血液学杂志,2014,22(3):774-778.

[131] Wu Y, Cao Y, Li X, et al. Cotransplantation of haploidentical hematopoietic and umbilical cord mesenchymal stem cells for severe aplastic anemia：successful engraftment and mild GVHD [J]. Stem Cell Res,2014,12(1):132-138.

[132] Wang Z, Zheng X, Yan H, et al. Good outcome of haploidentical hematopoietic SCT as a salvage therapy in children and adolescents with acquired severe aplastic anemia [J]. Bone Marrow Transplant, 2014,49(12):1481-1485.

[133] 孙璨,林遐,黄宇贤,等.采用含氟达拉溶的增强预处理异基因造血干细胞移植治疗 22 例重型再生障碍性贫血患者的临床研究[J].中华血液学杂志,2014,35(3):221-224.

[134] Li X H, Gao C J, Da W M, et al. Reduced intensity conditioning, combined transplantation of haploidentical hematopoietic stem cells and mesenchymal stem cells in patients with severe aplastic anemia [J]. PLOS ONE,2014,9(3):e89666.

[135] Clay J, Kulasekararaj A G, Potter V, et al. Nonmyeloablative peripheral blood haploidentical stem cell transplantation for refractory severe aplastic anemia [J]. Biol Blood Marrow Transplant,2014,20 (11):1711-1716.

[136] 刘英,唐锁勤,黄文荣,等.单倍体造血干细胞治疗儿童重型再生障碍性贫血[J].中国实验血液杂志,2013,21(4):985-989.

[137] Im H J, Koh K N, Choi E S, et al. Excellent outcome of haploidentical hematopoietic stem cell transplantation in children and adolescents with acquired severe aplastic anemia [J]. Biol Blood Marrow Transplant,2013,19(5):754-759.

[138] Ciceri F, Lupo-Stanghellini M T, Korthof E T. Haploidentical

transplantation in patients with acquired aplastic anemia [J]. Bone Marrow Transplant,2013,48(2): 183 - 185.

[139] Xu L P, Liu K Y, Liu D H, et al. A novel protocol for haploidentical hematopoietic SCT without in vitro T-cell depletion in the treatment of severe acquired aplastic anemia [J]. Bone Marrow Transplant, 2012,47(12): 1507 - 1512.

[140] Koh K N, Im H J, Kim B E, et al. Haploidentical haematopoietic stem cell transplantation using CD3 or CD3/CD19 depletion and conditioning with fludarabine, cyclophosphamide and antithymocyte globulin for acquired severe aplastic anaemia [J]. Br J Haematol, 2012,157(1): 139 - 142.

[141] 徐丽昕,曹永彬,王志红,等. 单倍体相合造血干细胞联合脐带血间充质干细胞移植治疗急性重型再生障碍性贫血的疗效观察 [J]. 中国实验血液学杂志,2011,19(5): 1241 - 1245.

[142] Huang X, Liu D. Related HLA-mismatched/haploidentical hematopoietic stem cell transplantation without in vitro T-cell depletion: observations of a single Chinese center [J]. Clin Transpl, 2011,237 - 245.

[143] Storb R, Etzioni R, Anasetti C, et al. Cyclophosphamide combined with antithymocyte globulin in preparation for allogeneic marrow transplants in patients with aplastic anemia [J]. Blood,1994,84(3): 941 - 949.

[144] Champlin R E, Perez W S, Passweg J R, et al. Bone marrow transplantation for severe aplastic anemia: a randomized controlled study of conditioning regimens [J]. Blood,2007,109(10): 4582 - 4585.

[145] Kim H, Lee J H, Joo Y D, et al. A randomized comparison of cyclophosphamide vs. reduced dose cyclophosphamide plus fludarabine for allogeneic hematopoietic cell transplantation in patients with aplastic anemia and hypoplastic myelodysplastic syndrome [J]. Ann Hematol,2012,91(9): 1459 - 1469.

[146] Maury S, Bacigalupo A, Anderlini P, et al. Improved outcome of patients older than 30 years receiving HLA-identical sibling hematopoietic stem cell transplantation for severe acquired aplastic anemia using fludarabine-based conditioning: a comparison with

conventional conditioning regimen [J]. Haematologica, 2009, 94(9): 1312 - 1315.

[147] Marsh J C, Gupta V, Lim Z, et al. Alemtuzumab with fludarabine and cyclophosphamide reduces chronic graft-versus-host disease after allogeneic stem cell transplantation for acquired aplastic anemia [J]. Blood, 2011, 118(8): 2351 - 2357.

[148] Jol-van der Zijde C M, Bredius R G, Jansen-Hoogendijk A M, et al. Antibodies to anti-thymocyte globulin in aplastic anemia patients have a negative impact on hematopoietic SCT [J]. Bone Marrow Transplant, 2012, 47(9): 1256 - 1258.

[149] Deeg H J, Anasetti C, Petersdorf E, et al. Cyclophosphamide plus ATG conditioning is insufficient for sustained hematopoietic reconstitution in patients with severe aplastic anemia transplanted with marrow from HLA-A, B, DRB matched unrelated donors [J]. Blood, 1994, 83(11): 3417 - 3418.

[150] Deeg H J, Seidel K, Casper J, et al. Marrow transplantation from unrelated donors for patients with severe aplastic anemia who have failed immunosuppressive therapy [J]. Biol Blood Marrow Transplant, 1999, 5(4): 243 - 252.

[151] Deeg H J, O'Donnell M, Tolar J, et al. Optimization of conditioning for marrow transplantation from unrelated donors for patients with aplastic anemia after failure of immunosuppressive therapy [J]. Blood, 2006, 108(5): 1485 - 1491.

[152] 中华医学会血液学分会干细胞应用学组. 中国异基因造血干细胞移植治疗血液系统疾病专家共识 I——适应证、预处理方案及供者选择(2014 年版)[J]. 中华血液学杂志, 2014, 35(8): 775 - 780.

[153] Anderlini P, Wu J, Gersten I, et al. Cyclophosphamide conditioning in patients with severe aplastic anaemia given unrelated marrow transplantation: a phase 1 - 2 dose de-escalation study [J]. Lancet Haematol, 2015, 2(9): e367 - 375.

[154] Park S S, Kwak D H, Jeon Y W, et al. Beneficial Role of Low-Dose Antithymocyte Globulin in Unrelated Stem Cell Transplantation for Adult Patients with Acquired Severe Aplastic Anemia: Reduction of Graft-versus-Host Disease and Improvement of Graft-versus-Host Disease-Free, Failure-Free Survival Rate [J]. Biol Blood Marrow

Transplant,2017.

[155] Eapen M, Le Rademacher J, Antin J H, et al. Effect of stem cell source on outcomes after unrelated donor transplantation in severe aplastic anemia [J]. Blood,2011,118(9): 2618 - 2621.

[156] Kumar R, Kimura F, Ahn K W, et al. Comparing Outcomes with Bone Marrow or Peripheral Blood Stem Cells as Graft Source for Matched Sibling Transplants in Severe Aplastic Anemia across Different Economic Regions [J]. Biol Blood Marrow Transplant, 2016,22(5): 932 - 940.

[157] Yagasaki H, Kojima S, Yabe H, et al. Acceptable HLA-mismatching in unrelated donor bone marrow transplantation for patients with acquired severe aplastic anemia [J]. Blood, 2011, 118(11): 3186 - 3190.

[158] Passweg J R, Aljurf M. Treatment and hematopoietic SCT in aplastic anemia [J]. Bone Marrow Transplant,2013,48(2): 161.

[159] Passweg J R, Perez W S, Eapen M, et al. Bone marrow transplants from mismatched related and unrelated donors for severe aplastic anemia [J]. Bone Marrow Transplant,2006,37(7): 641 - 649.

[160] Luznik L, O'Donnell P V, Symons H J, et al. HLA-haploidentical bone marrow transplantation for hematologic malignancies using nonmyeloablative conditioning and high-dose, posttransplantation cyclophosphamide [J]. Biol Blood Marrow Transplant,2008,14(6): 641 - 650.

[161] Esteves I, Bonfim C, Pasquini R, et al. Haploidentical BMT and post-transplant Cy for severe aplastic anemia: a multicenter retrospective study [J]. Bone Marrow Transplant,2015,50(5): 685 - 689.

[162] Raj K, Pagliuca A, Bradstock K, et al. Peripheral blood hematopoietic stem cells for transplantation of hematological diseases from related, haploidentical donors after reduced-intensity conditioning [J]. Biol Blood Marrow Transplant,2014,20(6): 890 - 895.

[163] DeZern A E, Zahurak M, Symons H, et al. Alternative Donor Transplantation with High-Dose Post-Transplantation Cyclophosphamide for Refractory Severe Aplastic Anemia [J]. Biol Blood Marrow Transplant,2017,23(3): 498 - 504.

[164] Xu L P, Wang S Q, Wu D P, et al. Haplo-identical transplantation for acquired severe aplastic anaemia in a multicentre prospective study [J]. Br J Haematol,2016.

[165] Gao L, Li Y, Zhang Y, et al. Long-term outcome of HLA-haploidentical hematopoietic SCT without in vitro T-cell depletion for adult severe aplastic anemia after modified conditioning and supportive therapy [J]. Bone Marrow Transplant,2014,49(4): 519 - 524.

[166] 楼金星,陈惠仁,刘晓东,等. 半相合异基因造血干细胞移植后环磷酰胺预防移植物抗宿主病治疗复发难治性重型再生障碍性贫血 10 例 [J]. 中华器官移植杂志,2015,36(12): 748 - 749.

[167] Hinterberger W, Rowlings P A, Hinterberger-Fischer M, et al. Results of transplanting bone marrow from genetically identical twins into patients with aplastic anemia [J]. Ann Intern Med,1997,126(2): 116 - 122.

[168] Gerull S, Stern M, Apperley J, et al. Syngeneic transplantation in aplastic anemia: pre-transplant conditioning and peripheral blood are associated with improved engraftment: an observational study on behalf of the Severe Aplastic Anemia and Pediatric Diseases Working Parties of the European Group for Blood and Marrow Transplantation [J]. Haematologica,2013,98(11): 1804 - 1809.

[169] Storb R, Prentice R L, Thomas E D. Marrow transplantation for treatment of aplastic anemia. An analysis of factors associated with graft rejection [J]. N Engl J Med,1977,296(2): 61 - 66.

[170] McCann S R, Bacigalupo A, Gluckman E, et al. Graft rejection and second bone marrow transplants for acquired aplastic anaemia: a report from the Aplastic Anaemia Working Party of the European Bone Marrow Transplant Group [J]. Bone Marrow Transplant,1994, 13(3): 233 - 237.

[171] Storb R, Thomas E D, Buckner C D, et al. Marrow transplantation in thirty "untransfused" patients with severe aplastic anemia [J]. Ann Intern Med,1980,92(1): 30 - 36.

[172] Schuening F, Bean M A, Deeg H J, et al. Prevention of graft failure in patients with aplastic anemia [J]. Bone Marrow Transplant,1993, 12 Suppl 3S48 - 49.

[173] Parikh S, Bessler M. Recent insights into inherited bone marrow

98

failure syndromes [J]. Curr Opin Pediatr,2012,24(1): 23 - 32.

[174] Korbling M, Anderlini P. Peripheral blood stem cell versus bone marrow allotransplantation: does the source of hematopoietic stem cells matter? [J]. Blood,2001,98(10): 2900 - 2908.

[175] Hill R S, Petersen F B, Storb R, et al. Mixed hematologic chimerism after allogeneic marrow transplantation for severe aplastic anemia is associated with a higher risk of graft rejection and a lessened incidence of acute graft-versus-host disease [J]. Blood,1986,67(3): 811 - 816.

[176] Huss R, Deeg H J, Gooley T, et al. Effect of mixed chimerism on graft-versus-host disease, disease recurrence and survival after HLA-identical marrow transplantation for aplastic anemia or chronic myelogenous leukemia [J]. Bone Marrow Transplant,1996,18(4): 767 - 776.

[177] McCann S, Passweg J, Bacigalupo A, et al. The influence of cyclosporin alone, or cyclosporin and methotrexate, on the incidence of mixed haematopoietic chimaerism following allogeneic sibling bone marrow transplantation for severe aplastic anaemia [J]. Bone Marrow Transplant,2007,39(2): 109 - 114.

[178] Lawler M, McCann S R, Marsh J C, et al. Serial chimerism analyses indicate that mixed haemopoietic chimerism influences the probability of graft rejection and disease recurrence following allogeneic stem cell transplantation (SCT) for severe aplastic anaemia (SAA): indication for routine assessment of chimerism post SCT for SAA [J]. Br J Haematol,2009,144(6): 933 - 945.

[179] Atta E H, de Sousa A M, Schirmer M R, et al. Different outcomes between cyclophosphamide plus horse or rabbit antithymocyte globulin for HLA-identical sibling bone marrow transplant in severe aplastic anemia [J]. Biol Blood Marrow Transplant,2012,18(12): 1876 - 1882.

[180] Kekre N, Zhang Y, Zhang M J, et al. Effect of antithymocyte globulin source on outcomes of bone marrow transplantation for severe aplastic anemia [J]. Haematologica,2017,102(7): 1291 - 1298.

[181] Bessho M, Jinnai I, Matsuda A, et al. Improvement of anemia by recombinant erythropoietin in patients with myelodysplastic

syndromes and aplastic anemia [J]. Int J Cell Cloning,1990,8(6):445－458.

[182] Yoshida Y, Anzai N, Kawabata H, et al. Serial changes in endogenous erythropoietin levels in patients with myelodysplastic syndromes and aplastic anemia undergoing erythropoietin treatment [J]. Ann Hematol,1993,66(4):175－180.

[183] Champlin R E, Nimer S D, Ireland P, et al. Treatment of refractory aplastic anemia with recombinant human granulocyte-macrophage-colony-stimulating factor [J]. Blood,1989,73(3):694－699.

[184] Vadhan-Raj S, Buescher S, Broxmeyer H E, et al. Stimulation of myelopoiesis in patients with aplastic anemia by recombinant human granulocyte-macrophage colony-stimulating factor [J]. N Engl J Med,1988,319(25):1628－1634.

[185] Sonoda Y, Yashige H, Fujii H, et al. Bilineage response in refractory aplastic anemia patients following long-term administration of recombinant human granulocyte colony-stimulating factor [J]. Eur J Haematol,1992,48(1):41－48.

[186] Kojima S, Fukuda M, Miyajima Y, et al. Treatment of aplastic anemia in children with recombinant human granulocyte colony-stimulating factor [J]. Blood,1991,77(5):937－941.

[187] Kurzrock R, Talpaz M, Estrov Z, et al. Phase I study of recombinant human interleukin-3 in patients with bone marrow failure [J]. J Clin Oncol,1991,9(7):1241－1250.

[188] Walsh C E, Liu J M, Anderson S M, et al. A trial of recombinant human interleukin-1 in patients with severe refractory aplastic anaemia [J]. Br J Haematol,1992,80(1):106－110.

[189] 周康,李洋,李建平,等. 比较不同重组人 TPO 方案联合免疫抑制治疗对重型再生障碍性贫血近期疗效的影响 [J]. 中华血液学杂志,2016,37(3):205－209.

[190] 张莉,杨文睿,叶蕾,等.重组人血小板生成素对重型再生障碍性贫血免疫抑制治疗近期疗效的影响[J].中华血液学杂志,2015,36(3):181－185.

[191] Tsimberidou A M, Giles F J, Khouri I, et al. Low-dose interleukin-11 in patients with bone marrow failure:update of the M. D. Anderson Cancer Center experience [J]. Ann Oncol,2005,16(1):139－145.

[192] McKoy J M, Stonecash R E, Cournoyer D, et al. Epoetin-associated pure red cell aplasia: past, present, and future considerations [J]. Transfusion,2008,48(8): 1754 – 1762.

[193] Socie G, Mary J Y, Schrezenmeier H, et al. Granulocyte-stimulating factor and severe aplastic anemia: a survey by the European Group for Blood and Marrow Transplantation (EBMT) [J]. Blood,2007,109 (7): 2794 – 2796.

[194] Tichelli A, Schrezenmeier H, Socie G, et al. A randomized controlled study in patients with newly diagnosed severe aplastic anemia receiving antithymocyte globulin (ATG), cyclosporine, with or without G – CSF: a study of the SAA Working Party of the European Group for Blood and Marrow Transplantation [J]. Blood,2011,117 (17): 4434 – 4441.

[195] 中华医学会血液学分会红细胞疾病学组. 再生障碍性贫血诊断治疗专家共识 [J]. 中华血液学杂志,2017, 38 (1): 1 – 5.

[196] 王爱华,沈志祥,冯莹,等.重组人白细胞介素 11 治疗再生障碍性贫血血小板减少的临床观察[J].中华血液学杂志,2010,31(10): 710 – 711.

[197] 冯莹,叶絮,庞缨,等.重组人白介素-11 在急性重型再障促血小板生成作用的临床观察[J].血栓与止血学,2005,11(3): 128 – 131.

[198] Olnes M J, Scheinberg P, Calvo K R, et al. Eltrombopag and improved hematopoiesis in refractory aplastic anemia [J]. N Engl J Med,2012,367(1): 11 – 19.

[199] Urabe A, Mitani K, Yoshinaga K, et al. Serum erythropoietin titers in hematological malignancies and related diseases [J]. Int J Cell Cloning,1992,10(6): 333 – 337.

[200] Watari K, Asano S, Shirafuji N, et al. Serum granulocyte colony-stimulating factor levels in healthy volunteers and patients with various disorders as estimated by enzyme immunoassay [J]. Blood, 1989,73(1): 117 – 122.

[201] Gurion R, Gafter-Gvili A, Paul M, et al. Hematopoietic growth factors in aplastic anemia patients treated with immunosuppressive therapy-systematic review and meta-analysis [J]. Haematologica, 2009,94(5): 712 – 719.

[202] Marsh J C, Ganser A, Stadler M. Hematopoietic growth factors in

the treatment of acquired bone marrow failure states [J]. Semin Hematol,2007,44(3): 138 - 147.

[203] Kojima S, Hibi S, Kosaka Y, et al. Immunosuppressive therapy using antithymocyte globulin, cyclosporine, and danazol with or without human granulocyte colony-stimulating factor in children with acquired aplastic anemia [J]. Blood,2000,96(6): 2049 - 2054.

[204] Burkhardt R, Kettner G, Böhm W, et al. Changes in trabecular bone, hematopoiesis and bone marrow vessels in aplastic anemia, primary osteoporosis, and old age: A comparative histomorphometric study [J]. Bone,1987,8(3): 157 - 164.

[205] Tichelli A, Marsh J C. Treatment of aplastic anaemia in elderly patients aged >60 years [J]. Bone Marrow Transplant,2013,48(2): 180 - 182.

[206] Kao S Y, Xu W, Brandwein J M, et al. Outcomes of older patients (> or = 60 years) with acquired aplastic anaemia treated with immunosuppressive therapy [J]. Br J Haematol,2008,143(5): 738 - 743.

[207] Marsh J, Schrezenmeier H, Marin P, et al. Prospective randomized multicenter study comparing cyclosporin alone versus the combination of antithymocyte globulin and cyclosporin for treatment of patients with nonsevere aplastic anemia: a report from the European Blood and Marrow Transplant (EBMT) Severe Aplastic Anaemia Working Party [J]. Blood,1999,93(7): 2191 - 2195.

[208] Jaime-Perez J C, Colunga-Pedraza P R, Gomez-Ramirez C D, et al. Danazol as first-line therapy for aplastic anemia [J]. Ann Hematol, 2011,90(5): 523 - 527.

[209] Ruck T, Bittner S, Wiendl H, et al. Alemtuzumab in Multiple Sclerosis: Mechanism of Action and Beyond [J]. International Journal of Molecular Sciences,2015,16(7): 16414 - 16439.

[210] Coles A J. Alemtuzumab (LEMTRADA) and multiple sclerosis. Biased evaluation, evidence of serious risks [J]. Prescrire Int,2015,24 (158): 69.

[211] Wang H, Dong Q, Fu R, et al. Recombinant human thrombopoietin treatment promotes hematopoiesis recovery in patients with severe aplastic anemia receiving immunosuppressive therapy [J]. Biomed Res

Int,2015,2015597293.

[212] Aitchison R G, Marsh J C, Hows J M, et al. Pregnancy associated aplastic anaemia: a report of five cases and review of current management [J]. Br J Haematol,1989,73(4): 541 - 545.

[213] Choudhry V P, Gupta S, Gupta M, et al. Pregnancy associated aplastic anemia — a series of 10 cases with review of literature [J]. Hematology,2002,7(4): 233 - 238.

[214] Nafil H, Tazi I, Mahmal L. [Spontaneous remission of aplastic anemia occurring during pregnancy] [J]. Ann Biol Clin (Paris),2012, 70(4): 474 - 476.

[215] Tichelli A, Socie G, Marsh J, et al. Outcome of pregnancy and disease course among women with aplastic anemia treated with immunosuppression [J]. Ann Intern Med,2002,137(3): 164 - 172.

[216] Bo L, Mei-Ying L, Yang Z, et al. Aplastic anemia associated with pregnancy: maternal and fetal complications [J]. J Matern Fetal Neonatal Med,2016,29(7): 1120 - 1124.

[217] Deka D, Malhotra N, Sinha A, et al. Pregnancy associated aplastic anemia: maternal and fetal outcome [J]. J Obstet Gynaecol Res, 2003,29(2): 67 - 72.

[218] McKay D B, Josephson M A. Pregnancy in recipients of solid organs — effects on mother and child [J]. N Engl J Med,2006,354 (12): 1281 - 1293.

[219] Shin J E, Lee Y, Kim S J, et al. Association of severe thrombocytopenia and poor prognosis in pregnancies with aplastic anemia [J]. PLoS One,2014,9(7): e103066.

[220] Kwon J Y, Lee Y, Shin J C, et al. Supportive management of pregnancy-associated aplastic anemia [J]. Int J Gynaecol Obstet, 2006,95(2): 115 - 120.

[221] Ohba T, Yoshimura T, Araki M, et al. Aplastic anemia in pregnancy: treatment with cyclosporine and granulocyte-colony stimulating factor [J]. Acta Obstet Gynecol Scand,1999,78(5): 458 - 461.

[222] Onishi E, Fujita K, Yokono S. Perioperative management of aplastic anemia in pregnancy with platelet transfusion refractoriness [J]. Can J Anaesth,2007,54(10): 851.

103

［223］Smolinsky A，Carson M P，Guzman E R，et al. Aplastic anaemia in pregnancy with severe thrombocytopenia refractory to platelet transfusion: a case and management plan ［J］. Obstet Med，2009，2 (1)：26 - 29.

［224］Boxer L A，Bolyard A A，Kelley M L，et al. Use of Granulocyte Colony — Stimulating Factor During Pregnancy in Women With Chronic Neutropenia ［J］. Obstetrics and gynecology，2015，125 (1)：197 - 203.

［225］Lamarque V，Leleu M F，Monka C，et al. Analysis of 629 pregnancy outcomes in transplant recipients treated with Sandimmun ［J］. Transplant Proc，1997，29(5)：2480.

［226］Abdel-Azim H，Jovi-Usude B，Balian C，et al. Successful bone marrow transplantation of an adolescent young adult female with pregnancy-associated aplastic anemia ［J］. J Pediatr Hematol Oncol，2015，37(4)：319 - 321.

［227］Devalet B，Mullier F，Chatelain B，et al. Pathophysiology，diagnosis，and treatment of paroxysmal nocturnal hemoglobinuria: a review ［J］. Eur J Haematol，2015，95(3)：190 - 198.

［228］Shen W，Clemente M J，Hosono N，et al. Deep sequencing reveals stepwise mutation acquisition in paroxysmal nocturnal hemoglobinuria ［J］. J Clin Invest，2014，124(10)：4529 - 4538.

［229］Ogawa S. MDS-related mutations in aplastic anemia ［J］. Blood，2014，124(17)：2619 - 2620.

［230］Lee S C，Abdel-Wahab O. The mutational landscape of paroxysmal nocturnal hemoglobinuria revealed: new insights into clonal dominance ［J］. J Clin Invest，2014，124(10)：4227 - 4230.

［231］Parker C J. Update on the diagnosis and management of paroxysmal nocturnal hemoglobinuria ［J］. Hematology Am Soc Hematol Educ Program，2016，2016(1)：208 - 216.

［232］Zhao X，Zhang L，Jing L，et al. The role of paroxysmal nocturnal hemoglobinuria clones in response to immunosuppressive therapy of patients with severe aplastic anemia ［J］. Ann Hematol，2015，94(7)：1105 - 1110.

［233］Parker C，Omine M，Richards S，et al. Diagnosis and management of paroxysmal nocturnal hemoglobinuria ［J］. Blood，2005，106 (12)：

3699 - 3709.

[234] de Latour R P, Mary J Y, Salanoubat C, et al. Paroxysmal nocturnal hemoglobinuria: natural history of disease subcategories [J]. Blood, 2008,112(8): 3099 - 3106.

[235] Schrezenmeier H, Muus P, Socie G, et al. Baseline characteristics and disease burden in patients in the International Paroxysmal Nocturnal Hemoglobinuria Registry [J]. Haematologica,2014,99(5): 922 - 929.

[236] Socie G, Schrezenmeier H, Muus P, et al. Changing prognosis in paroxysmal nocturnal haemoglobinuria disease subcategories: an analysis of the International PNH Registry [J]. Intern Med J,2016,46 (9): 1044 - 1053.

[237] Sutherland D R, Keeney M, Illingworth A. Practical guidelines for the high-sensitivity detection and monitoring of paroxysmal nocturnal hemoglobinuria clones by flow cytometry [J]. Cytometry B Clin Cytom,2012,82(4): 195 - 208.

[238] Marinov I, Kohoutova M, Tkacova V, et al. Intra- and interlaboratory variability of paroxysmal nocturnal hemoglobinuria testing by flow cytometry following the 2012 Practical Guidelines for high-sensitivity paroxysmal nocturnal hemoglobinuria testing [J]. Cytometry B Clin Cytom,2013,84(4): 229 - 236.

[239] De Lord C, Tooze J A, Saso R, et al. Deficiency of glycosylphosphatidyl inositol-anchored proteins in patients with aplastic anaemia does not affect response to immunosuppressive therapy [J]. Br J Haematol,1998,101(1): 90 - 93.

[240] Scheinberg P, Marte M, Nunez O, et al. Paroxysmal nocturnal hemoglobinuria clones in severe aplastic anemia patients treated with horse anti-thymocyte globulin plus cyclosporine [J]. Haematologica, 2010,95(7): 1075 - 1080.

[241] Schrezenmeier H, Hertenstein B, Wagner B, et al. A pathogenetic link between aplastic anemia and paroxysmal nocturnal hemoglobinuria is suggested by a high frequency of aplastic anemia patients with a deficiency of phosphatidylinositol glycan anchored proteins [J]. Exp Hematol,1995,23(1): 81 - 87.

[242] Yoshida N, Yagasaki H, Takahashi Y, et al. Clinical impact of HLA-

DR15，a minor population of paroxysmal nocturnal haemoglobinuria-type cells，and an aplastic anaemia-associated autoantibody in children with acquired aplastic anaemia [J]. Br J Haematol，2008，142（3）：427 -435.

[243] Loschi M，Porcher R，Barraco F，et al. Impact of eculizumab treatment on paroxysmal nocturnal hemoglobinuria：a treatment versus no-treatment study [J]. Am J Hematol，2016，91（4）：366 - 370.

[244] Pantin J，Tian X，Geller N，et al. Long-term outcome of fludarabine-based reduced-intensity allogeneic hematopoietic cell transplantation for debilitating paroxysmal nocturnal hemoglobinuria [J]. Biol Blood Marrow Transplant，2014，20(9)：1435 - 1439.

[245] Kamranzadeh Fumani H，Zokaasadi M，Kasaeian A，et al. Allogeneic hematopoietic stem cell transplantation for paroxysmal nocturnal hemoglobinuria：a retrospective single-center study [J]. Hematol Oncol，2016.

[246] Marotta S，Pagliuca S，Risitano A M. Hematopoietic stem cell transplantation for aplastic anemia and paroxysmal nocturnal hemoglobinuria：current evidence and recommendations [J]. Expert Rev Hematol，2014，7(6)：775 - 789.

[247] Tian H，Liu L，Chen J，et al. Haploidentical hematopoietic stem cell transplant in paroxysmal nocturnal hemoglobinuria [J]. Leuk Lymphoma，2016，57(4)：835 - 841.

第 3 部 分

再生障碍性贫血常用
检测方法及临床意义

3.1　骨髓细胞形态学

3.1.1　检验原理

骨髓细胞形态学检查是通过普通光学显微镜观察骨髓细胞质和/或量的变化,对于血液系统疾病和某些代谢性疾病、传染病、恶性肿瘤等进行诊断及疗效判断等。

3.1.2　方法、流程及时效

3.1.2.1　方法

在显微镜下观察经瑞氏染色及特殊化学染色的骨髓涂片或外周血涂片。

109

3.1.2.2　分析流程

(1) 接收标本(尽量送检 6 张骨髓涂片及 2 张外周血涂片),选取其中 2 张合格骨髓涂片进行瑞氏染色。

(2) 光学显微镜低倍镜下细胞形态学分析　① 判断取材、涂片、染色是否满意。② 判断增生程度。③ 评估骨髓小粒和油滴多少,并观察计数巨核细胞数目及大体细胞状况。④ 异常细胞筛查。

(3) 光学显微镜油镜下细胞形态学分析　① 观察骨髓取材及涂片情况。② 细胞形态观察。③ 有核细胞分类计数。④ 观察骨髓小粒。⑤ 查找特殊、异常细胞或寄生虫。⑥ 复查全片。

(4) 书写骨髓细胞形态学检查报告。

3.1.2.3　时效

通常约 3 d(实验室收到标本当天计为第 1 天)。

3.1.3　临床意义

细胞形态学检验是检验医学的基础和核心之一,也是一种最直接、最经济、最有价值的疾病诊断和鉴别诊断的手段之一。

细胞形态学诊断再生障碍性贫血(AA)是通过观察骨髓有核细胞的增生程度(减低或重度减低),造血细胞粒、红、巨三系细胞的减少,非造血细胞(淋巴细胞、浆细胞、巨噬细胞、肥大细胞)的增多,造血岛空虚,易见网状纤维团及脂肪细胞。红系前体细胞减少,可见碳核红细胞,粒系以晚期成熟的阶段为主,巨核细胞减少或缺如,血小板减少,应结合血涂片、网织红计数及临床表现确诊。特别是对于贫血查因的患者,骨髓增生低下,往往需要采取多部位穿刺送检,其中需包括胸骨穿刺。值得注意的是,某些增生低下的 MDS 病例,有时难与 AA 区别。AA 表现为骨髓造血衰竭,而骨髓增生异常综合征(MDS)表现为骨髓无效造血及病态造血,如粒系核浆发育不平衡或成熟受阻,红系巨幼样变或多核、核畸形等,尤其是可能会出现病态巨核细胞,而 AA 细胞的病态改变常不明显。在 AA 患者中,常有 NAP 积分明显增高。MDS 染色体检查或会有核型改变。总之,低增生 MDS 和 AA 的鉴别诊断需要临床、骨髓细胞学、骨髓活检及其他相关检测综合考虑才能做出诊断。

3.1.4 报告规范

(1) 骨髓报告中应描述骨髓穿刺取材(包括涂片制备和染色)是否满意。骨髓涂片是否有骨髓小粒,"干"抽,或为血液稀释抽吸也应加以说明。

(2) 对骨髓细胞增生程度的判断,国内现用 5 级分类法。注明粒系与红系的比值(G:E)。

(3) 对所有系别细胞和观察到的任何异常细胞均应做出量和质的描述。应报告原始细胞比例、其他各系比例以及是否有形态异常、巨核细胞数和形态及血小板的分布和形态。当巨噬细胞数增多时应加以指出,形态异常(噬血或噬红细胞、有诸如微生物或晶体等包含物、胞质空泡或海蓝组织细胞)也应描述。肥大细胞增多、任何不典型形态特征或聚集均应加以记录。任何异常细胞或成堆分布转移瘤细胞应加以描述,如果破坏细胞显著增多也应描述。

(4) 依据患者初步诊断及送检涂片的数量,选择恰当的特殊化学染色进行观察。在贫血患者中,中性粒细胞碱性磷酸酶(NAP)和铁染色(Iron staining)应列为常规检查。

3.1.5 在血液病中的应用

3.1.5.1 肯定性诊断

骨髓中具有特异性病理性细胞,如白血病细胞、巨幼红细胞、骨髓瘤细胞、癌细胞等,根据骨髓象即可肯定诊断。

3.1.5.2　符合性诊断

骨髓象表现异常变化,结合临床病史可符合诊断。如缺铁性贫血、溶血性贫血、再生障碍性贫血、粒细胞缺乏、免疫性血小板减少性紫癜、脾功能亢进、类白血病反应等。

3.1.5.3　提示性诊断

骨髓象可提供进一步诊断线索。如溶血性贫血需结合病史做溶血检查才能明确诊断。

3.1.5.4　除外性诊断

骨髓象的检查能排除临床上被怀疑的疾病。如全血细胞减少,或疑患急性白血病而骨髓检查无相应改变等,可做出排除性诊断。

3.2　骨髓活体组织检查

外周血涂片和骨髓穿刺涂片是诊断血液系统病时最常用传统的检测方法之一。但对于某些病例,凭借两种检测方法难以对疾病做出明确的诊断,而骨髓活检可弥补两者的不足,为疾病的正确诊断提供可靠依据。在以下情况需要进行骨髓活检:① 多次骨髓穿刺取材失败。② 血象显示全血细胞减少,尤其对初诊时全血细胞减少的疾病,骨髓活检可以排除明确的血液系统疾病和非血液系统疾病导致的全血细胞减少。③ 某些贫血、原因不明的发热、脾或淋巴结肿大,骨髓涂片检查不能确诊。④ 需要进行骨髓抽取物涂片检查的所有血液病、某些内科病、恶性肿瘤和骨病患者。

骨髓穿刺活检可观察骨髓组织结构、真实的骨髓增生程度、病变组织的分布状态和骨髓转移性肿瘤,还可观察淀粉样变性、胶样变性、骨髓纤维增生、骨髓坏死等特殊病变及特殊类型的淋巴瘤(血管内大 B 细胞淋巴瘤等)、低增生性白血病、白血病伴骨髓纤维化、毛细胞白血病和骨髓增生异常综合征等。

骨髓活检在骨髓增殖性肿瘤(MPN)中的原发性骨髓纤维化、原发性血小板增多症、慢性嗜酸性粒细胞白血病、慢性粒细胞白血病急性变、肥大细胞增生症、MPN 无法分类(MPN,U)及骨髓转移瘤等的诊断与鉴别诊断中尤其有独到的优势。

3.2.1　方法、流程及时效

3.2.1.1　方法

石蜡包埋、HE 染色。

111

3.2.1.2　流程

标本前处理→取材→脱钙→脱水→包埋→切片→染色→阅片。

3.2.1.3　时效

通常约 4 d(实验室收到标本当天计为第 1 天)。

3.2.2　临床意义

3.2.2.1　再生障碍性贫血(AA)组织活检特征

(1)造血主质减少而致增生重度减退,主要组分由脂肪细胞所构成,常伴不同程度的脂肪细胞液性坏死现象。

(2)红系生成组织和窦状隙均减少,典型病例可见残存的孤立性幼红细胞岛,即所谓"热点"常局限于静脉窦附近。

(3)实质内可见散在性、灶性粒细胞增生现象。

(4)间质水肿,间质内可见坏死细胞、毛细血管和窦状隙坏死与破裂以及各种炎性细胞浸润,包括淋巴细胞、浆细胞、肥大细胞和巨噬细胞,巨噬细胞内含铁血黄素负荷增多。

(5)骨小梁容量减少,即所谓骨质减少,可能与骨滋养血管的萎缩有关。

(6)单位面积内巨核细胞数量显著减少,肥大细胞数明显增多。

(7)Comori 染色阴性。

3.2.2.2　骨髓活检在全血细胞减少鉴别诊断中的意义

全血细胞减少在血液病临床上十分常见,是多种伴有外周血红细胞、白细胞、血小板同时减少性疾病的临床表现。根据病理发生机制为骨髓不增生性全血细胞减少(如 AA)和骨髓增生性全血细胞减少(呈无效造血,如 MDS,AL、PMF、BMMT 等)两大类,仅根据外周血及细胞学检查不易明确全血细胞减少原因,必须同时做骨髓活检(包括免疫组化)及相关检查(流式、遗传、电泳)才能确诊大部分导致全血细胞减少的具体疾病。

3.2.2.3　骨髓活检在骨髓穿刺干抽或稀释的诊断意义

在骨髓细胞学检查时,由于骨髓增生极度活跃、细胞黏附紧密、网状纤维和/或胶原纤维增生明显造成的骨髓干抽和由于骨髓不增生、骨髓组织结构严重破坏造成的骨髓稀释时,骨髓活检能观察骨髓组织结构做出病理组织学诊断。就诊断意义来说,引起骨穿干抽和稀释的疾病大多是骨髓活检易于诊断的血液系统肿瘤和再生障碍性贫血。

3.2.2.4　骨髓活检在骨髓转移性瘤中的诊断意义

诊断骨髓转移瘤是骨髓活检的强项,结合临床资料及免疫组化染色等,骨髓活检可疑推测、推断转移性瘤的来源,甚至原发部位(如乳腺癌、前列腺癌、肝癌)。

3.2.2.5　骨髓活检在低增生性 MDS 和低增生性 AL 中诊断意义

在干抽或稀释时,低增生性 MDS 和 AL 由于少量纤维组织增生及脂肪细胞增生导致幼稚细胞抽吸困难,所以当骨髓细胞学发现幼稚细胞增多又不够相应的诊断标准时,必须要做骨髓活检,以免漏诊或误诊。

3.2.2.6　骨髓活检在淋巴瘤侵犯骨髓的诊断和治疗中的意义

骨髓活检在淋巴瘤分期中的应用　淋巴瘤骨髓侵犯,临床上属于第 IV 期(晚期),表明骨髓活检对于淋巴瘤确切分期核选择治疗方案有重要意义。

3.2.2.7　骨髓活检在淋巴结肿大鉴别诊断中的意义

对于肿大淋巴结组织学病变难以确定良恶性质(所谓的不典型增生),此时骨髓活检免疫组化染色呈现单一性系别淋巴细胞增生,有助于明确诊断和分型。

3.2.2.8　骨髓活检在脾大鉴别诊断中的意义

血液病常见脾大,但因血小板减少或凝血功能异常多数不敢做脾穿活检诊断,而骨髓活检有助于脾大的鉴别诊断。例如:① 门静脉高压性脾大时,骨髓增生较活跃或极度活跃,但形态无异常;② 髓外造血所致的脾大,骨髓呈现纤维化;③ 戈谢病、尼曼-匹克病、海蓝组织细胞增生症、脾脏转移癌、慢性感染(结核病等)时,骨髓中可见相应的特征变化等。

3.2.3　免疫组化染色

骨髓活检有着不可替代的作用,但仅仅依靠骨髓活检的 HE 染色是远远不够的,除了网状纤维染色等一些特殊染色外,免疫组化技术的应用可以大大提高诊断的准确性和可信度及重复性。骨髓活检免疫组化需要的材料有 Bouin 固定液、Formical - 4 脱钙液、SAKURA 全自动脱水机、LWICAEGII60 半自动包埋机和 LEICA2135 石蜡切片机。

目前除 CD3、CD14 和 CD33 尚不能在石蜡组织中运用外,许多免疫标记都可在骨髓活检中进行,骨髓活检中的免疫组织化学检测值得进一步推广和总结。但对于临床诊断还是以骨髓涂片为主,骨髓活检的免疫组化结合其组织学特点,可为诊断与临床提供补充信息。

3.3 骨髓单个核细胞染色体核型分析

3.3.1 检验原理

正常人体细胞的染色体数目为 46 条。染色体核型分析是以一系列实验技术收集到的细胞分裂中期染色体为研究对象,针对每条染色体的图像进行比较,排序编号,并确定每个细胞中总的染色体数目和形态结构是否正常的特殊分析过程。

3.3.2 方法、流程及时效

3.3.2.1 方法

染色体显带技术有以下 4 种:G 带、R 带、Q 带和 C 带。其中 Q 带因荧光很快褪色,标本不易保存,故国内很少应用。C 带为染色体着丝粒显带法,对染色体识别帮助不大,一般也不作常规使用。国内应用较广的是 G 带和 R 带技术。G 带是指标本事先经过某种预处理,再以 Giemsa 染色后染色体纵轴上所显示的带型。和 R 带相比,G 带的长处是带纹细致,因而解象力较强;其短处是多数染色体末端呈浅带,不利于该区异常的识别。其次,G 带对标本中分裂相的数量和质量的要求较高,以致分裂相相对贫乏且染色体质量较差的白血病和实体瘤标本常不易获得高质量的带型。R 带有两个特点:其一,带型和 G 带正好相反,即前者的阳性带相当于后者的阴性带,而前者的阴性带则相当于后者的阳性带;其二,除 Y 染色体外,其余染色体末端均呈深带。R 带作为 G 带的互补带,有助于确定位于 G 带阴性区的染色体重排断裂点;R 带对揭示涉及染色体末端的缺失和易位特别有价值。

3.3.2.2 分析流程

(1)接收标本后外观初检并进行细胞计数,以$(1\sim2)\times10^6/mL$细胞密度接种至培养基中培养过夜。

(2)收获细胞,进行低渗、固定等步骤处理,收集细胞悬液滴片,经老化、显带等步骤后完成制片。

(3)获取至少 20 个中期分裂相,进行染色体配对及条带分析。

3.3.2.3 时效

通常约 14 d(实验室收到标本当天计为第 1 天)。

3.3.3 临床意义

骨髓染色体核型分析是血液病临床检测重要和不可或缺的部分。它对血液病的克隆性造血状态及多种疾病的诊断、分型、治疗方案选择、疗效评估和预后预测方面都有重要的价值。12%被确诊为典型 AA 的患者在诊断初期就出现或呈一过性改变的细胞遗传学异常。最常见的为染色体三体(数量增加)往往克隆较小,可以在免疫抑制治疗后克隆减小,消失或者持续在小克隆水平[1]。约50%的患者在确诊后的 30 个月内,染色体核型从正常转变为异常。克隆演变最常见的核型异常为 7 号染色体的数量与结构异常约占 40%,其次为+8、13 号染色体的数量与结构异常、- Y 和复杂核型。与原发性骨髓增生异常综合征(MDS)相比,很少涉及 5 号与 20 号染色体。出现 7 号染色体异常与复杂核型的患者多向白血病转化。AA 常出现的染色体核型异常及 WHO 分类中规定的 MDS 相关核型异常见表 3-1 和表 3-2。

表3-1 再生障碍性贫血常见的染色体核型异常

	染色体核型异常				
	+8	-7 * /结构异常	-13/-13q	-Y	其他
患者数量	7	12	4	2	5
占总数%	23%	40%	13%	7%	16%

表3-2 骨髓增生异常综合征相关改变的细胞遗传学异常

非平衡易位	平衡易位
-7 或 del(7q)	t(11;16)(q23;p13.3)
-5 或 del(5q)	t(3;21)(q26.2;q22.1)
i(17q)或 t(17q)	t(1;3)(p21;q23)
-13 或 del(13q)	t(2;11)(p21;q23.3)
del(11q)	t(5;12)(q32;p13.2)
del(12p)或 t(12p)	t(5;7)(q32;q11.2)
del(9q)	t(5;7)(q32;p13.2)
idic(X)(q13)	t(5;10)(q32;q21.2)
复杂核型(≥3 种异常)	t(3;5)(q25.3;q35.1)

3.3.4 报告解读

正常人体细胞的染色体组成为二倍体,即 2n=46,包括 22 对常染色体和一对性染色体(男性为 XY,女性为 XX)。染色体异常可分为数目和结构异常两大类:第一类是染色体数目的改变,例如,单倍体(n)、多倍体(3n 或 4n)及非整倍体等。第二类是染色体结构的改变,例如,缺失(deletion)、重复(duplication)、易位(translocation)、环状染色体(ring chromosome)和等臂染色体(isochromosome)等。

3.3.5 送检要求

全程无菌操作抽取骨髓 3~5 mL,肝素(绿头管)抗凝。

3.3.6 备注

抽取骨髓尽量避免产生凝块,4℃ 保存,24 h 内送检;骨髓白细胞计数低于 $3.0 \times 10^9/L$,待细胞数上升后再送检。

参考文献

[1] Maciejewski JP1, Risitano A, Sloand EM, et al. Distinct clinical outcomes for cytogenetic abnormalities evolving from aplastic anemia. Blood, 2002, 99: 3129 - 3135.

报告示例

正常骨髓染色体核型分析报告

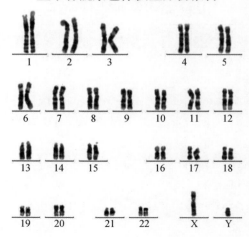

检测结果：46,XY[20]

解释：该标本经过培养后分析了20个中期相细胞,在所采用的技术范围内,未见异常染色体克隆,所分析的核型均为正常男性核型。

报告示例

异常骨髓染色体核型分析报告

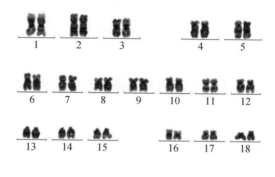

检测结果(ISCN2016)：46,XX,del(20)(q11.2)[19]/46,XX[1]

实验诊断提示：此患者标本经培养后分析20个中期相细胞,其中19个细胞核型存在20号染色体部分长臂缺失,请结合其他检测结果和临床症状综合判断。

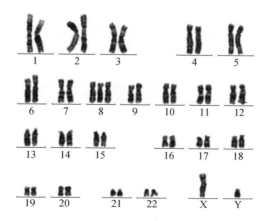

检测结果(ISCN2016)：47,XY,+8[20]

实验诊断提示：此患者标本经培养后分析 20 个中期相细胞,核型均表现为附加一条额外的 8 号染色体,请结合其他检测结果和临床症状综合判断。

3.4　荧光原位杂交技术(FISH)

3.4.1　检验原理

荧光原位杂交技术(FISH)是一种利用非放射性荧光信号标记的核酸探针直接在铺有细胞的玻璃片上进行 DNA 分子杂交的检测技术。如果被检测的染色体或细胞核上的靶 DNA 与所用的核酸探针是同源互补的,两者经变性-退火-复性,即可形成靶 DNA 与核酸探针的杂交体。检测结果可以通过在荧光显微镜下观测染色体或细胞核上的荧光信号的有无或信号颜色的变化判断靶区所含基因或特异性 DNA 位点的状态。

3.4.2　特点、流程及时效

3.4.2.1　特点

FISH 检测操作简单而且出结果快。可以直接分析间期细胞,避免了核型分析因细胞培养失败导致无结果或培养中期分裂相不够导致结果不满意的问题,提高了异常核型的检出率。

3.4.2.2　流程

1. 接收标本,经前期处理获取单个细胞悬液,制片。

2. 依据待检项目选择特异性探针进行杂交,经洗片、复染等步骤完成前期操作。

3. 荧光显微镜下阅片,分析计数至少 400 个间期细胞荧光信号模式,生成报告。

3.4.2.3　时效

通常 5 d(实验室收到标本当天记为第 1 天)。

3.4.3　临床意义

FISH 从遗传学角度检测染色体和基因的异常,辅助血液疾病的诊断,判断预后、疗效监测及微小残留检测。骨髓增生异常综合征与 AA 进行鉴别以及判断 AA 是否出现克隆演变的重要依据之一是找到 MDS 相关的克隆性造血的证据。克隆性细胞遗传学异常可见于 40%～70% 的原发性 MDS 和 95% 左右的治疗相关性 MDS(t-MDS)。晚期阶段的 MDS 其染色体畸变率较早期阶段 MDS 更高,其类型也更为复杂。MDS 患者染色体异常检出率的高低也和染色体检测的方法有关。采用染色体核型分析技术只在 31%～49% 的原发性 MDS 患者中检出染色体异常。FISH 所需细胞数量少,无需细胞培养的过程,异常检出率可以高达 79%。因此,FISH 是对传统骨髓细胞染色体核型分析有利的补充,也是检测 MDS 染色体异常的标准方法。当染色体核型分析不成功或不明确时,利用 FISH 检测可以弥补不足。探针的设计和优化应用可以完善细胞遗传学检查。目前相关指南推荐使用的 AA 和 MDS 鉴别诊断 FISH 探针组合包括:−5/5q、−7/7q、+8,20q−、X/Y 和 p53。单独的−Y,+8,20q−均可见于 AA 和 MDS 中,无鉴别诊断意义[1,2]。

3.4.4 报告解读

FISH 常用探针有如下几种:

(1) 着丝粒探针(CEP/CSP) 用于检测染色体数目异常,如三体及单体等。

(2) 位点特异性识别探针(LSI/GLP) 包括臂、带和基因探针等多种,用于检测基因缺失、扩增和重排。

(3) 染色体臂或整条染色体涂染探针(WCP) 用于检测染色体易位和标记染色体。

(4) 亚端粒探针(LPT) 靠近端粒的 200～300 kb 为染色体特异性 DNA,用于检测涉及端粒的隐匿性易位。在骨髓衰竭性疾病和髓系肿瘤中常用的探针有 D5S23、D5S721/CSF1R(检测位点 5p15.2/5q33−34)、D7Z1/D7S486(检测位点 7p11.1−q11.1/7q31)、D8Z2(检测位点 8p11.1−q11.1)、D20S108(检测位点 20q12)和 p53/CEP17(检测位点 17p13.1/17p11.1−q11.1)。结果判断标准见表 3−3。

3.4.5 标本要求

骨髓 2～3 mL 装入有肝素的抗凝管并立即混匀。

3.4.6 备注

抽取骨髓尽量避免产生凝血和溶血;4℃保存,24 h 内送检。

表 3 - 3　骨髓衰竭性疾病及髓系肿瘤常用 FISH 探针

序号	模式及描述类型	信号模式		检 测 结 果	诊断提示
1	−5/5q−	阴性	2R2G	nuc ish（D5S23，D5S721，CSF1R）×2[400][2]	正常
		阳性	1R2G	nuc ish（D5S23，D5S721×2，CSF1R×1)[n/400]	5q−
			1R1G	nuc ish（D5S23，D5S721，CSF1R）×1[n/400]	−5
2	−7/7q−	阴性	2R2G	nuc ish（D7Z1，D7S486）×2[400]	正常
		阳性	1R2G	nuc ish(D7Z1×2，D7S486×1)[n/400]	7q−
			1R1G	nuc ish(D7Z1，D7S486)×1[n/400]	−7
3	+8	阴性	2A	nuc ish(D8Z2×2)[400]	正常
		阳性	3A	nuc ish(D8Z2×3)[n/400]	+8
4	20q−	阴性	2R	nuc ish(D20S108×2)[400]	正常
		阳性	1R	nuc ish(D20S108×1)[n/400]	20q−
5	X/Y	阴性	1R1G	nuc ish（DXZ1，DYZ1）×1[400]	正常
		阳性	1R	nuc ish(DXZ1×1)[n/400]	−Y
6	p53/CEP17	阴性	2R2G	nuc ish(p53，CEP17)×2[400]	正常
		阳性	1R2G	nuc ish（p53×1，CEP17×2）[n/400]	p53 缺失

参考文献

［1］Kulasekararaj A G，Jiang J，Smith A E，et al. Somatic mutations identify a subgroup of aplastic anemia patients who progress to myelodysplastic syndrome. Blood 2014；124(17)：2698 - 2704.

［2］Yoshizato T，Dumitriu B，Hosokawa K，et al. Somatic Mutations and Clonal Hematopoiesis in Aplastic Anemia. N Engl J Med，2015，373：35 - 47.

报 告 示 例

分析细胞数：400 个/探针　　　　　　分析细胞：间期 ＿✓＿ 中期 ＿＿＿＿

检测探针	检测位点
D5S23，D5S721/CSF1R	5p15.2/5q33 – 34
D7Z1/D7S486	7p11.1 – q11.1/7q31
D8Z2	8p11.1 – q11.1
D20S108	20q12
p53/CEP17	17p13.1/17p11.1 – q11.1

检测结果(ISCN2013)：nuc ish (D5S23/D5S721×2，CSF1R×1)[312/400]

nuc ish (D7Z1×2，D7S486×1)[276/400]

nuc ish (D8Z2×2)[400]

nuc ish (D20S108×2)[400]

nuc ish (p53，CEP17)×2[400]

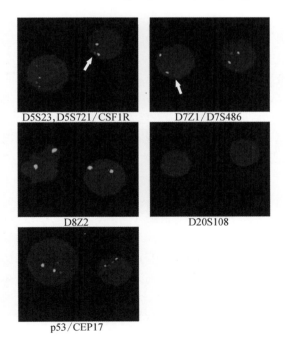

D5S23,D5S721/CSF1R　　　　D7Z1/D7S486

D8Z2　　　　　　　　　　　　D20S108

p53/CEP17

检查结果解释：在检测范围内，以上检测位点中 CSF1R（位于5q33）位点信号有缺失，阳性率为 78%；D7S486（位于 7q31）位点信号缺失，阳性率为 69%；其他检测位点均未见信号异常。以上结果提示可能存在 5q-和 7q-（白色箭头标示仅有一个信号）。

3.5　骨髓增生异常综合征的全基因组芯片检测

3.5.1　检验原理

基因芯片又称 DNA 微阵列（microarray），即把大量已知序列探针集成在一个基片上，然后与标记的样品进行杂交，通过检测杂交信号来检测信息。cytoscan 750 K 芯片含有用于拷贝数变异分析的探针多达 750 000 个，由 550 000 个独一无二、非多态性的探针及200 000 个基因分型精确度高达 99% 的 SNP 探针组成，完全覆盖已知的体细胞结构基因和癌基因，用于检测基因组拷贝数变化（CNV），杂合性缺失（LOH）和低水平的嵌合体。

3.5.2　方法、流程及时效

本检测项目通过提取骨髓/外周血标本总 DNA，再经过 DNA的消化、连接、PCR、片段化、标记反应后与芯片上的覆盖全基因组的寡核苷酸探针进行杂交，进而洗染和扫描得到最初始的芯片数据，芯片数据经过软件计算和均一化处理，即可得到所有染色体异常结果。然后根据 MDS 患者染色体异常大小的统计结果，筛选出阈值在 Gain≥400 kb，Loss≥400 kb，LOH≥5 M 的染色体异常（扩增、缺失或杂合性缺失），通过相关文献或数据库检索，了解这些异常是否与 MDS 有关，为 MDS 的诊断及预后提供实验基础。整个检测流程需要 3～4 d。报告时间为 8 个工作日。

3.5.3　临床意义

骨髓增生异常综合征（MDS）是一组异质性克隆性的源于造血干/祖细胞阶段的髓系肿瘤，主要特征为髓系细胞分化发育异常，无效造血；高风险向急性髓系白血病（AML）转化。MDS 发病率为10/100 000～12/100 000 人口，多累及中老年人，50 岁以上的病例占50%～70%，男女之比为 2：1。MDS 有 30%～60% 转化为白血病。其死亡原因除白血病之外，多数由于感染、出血，尤其是颅内出血而致死亡。

染色体异常是 MDS 与其他非克隆性血液系统疾病所致贫血如AA、缺铁性贫血、巨幼细、胞贫血等鉴别诊断的主要依据之一，MDS国际预后积分系统（IPSS）将染色体核型列为评价 MDS 预后的主要因素之一。40%～70%的 MDS 患者可有细胞遗传学异常，多为非平衡型易位，以－5/5q－、－7/7q－、＋8、20q－发生率最高。研究报道发现 MDS 相关的染色体异常是分布整个染色体组的，其他常见异常还有－Y，－17，－11 等，而且 MDS 患者中染色体异常表现为高度的异质性，不同患者异常区的部位、大小并不完全相同。另外20%的 MDS 患者还表现为单亲二倍体（UPD）和杂合性缺失（LOH），这是现有的常规细胞遗传学检测方法（核型分析和荧光原位杂交 FISH）无法检测到的。

目前诊断 MDS 的细胞遗传学手段之一是骨髓染色体核型分析，该方法需要培养足量够的细胞，分辨率低（＞10 M）只能检测大的染色体异常，不能检测杂合子缺失（LOH）/单亲二倍体（UPD），以至于有些患者用核型分析找不出染色体异常。而且染色体处理过程对操作者技术要求高，不同人员操作可能会导致完全不同的展带效果。另外，在培养过程中恶性克隆不表达或过表达造成不真实的数据结果，而细胞存在嵌合体现象，而培养过程使这部分信息丢失。细胞遗传学手段之二是荧光原位杂交 FISH，主要是四种探针D5S23、D5S721/CSF1R，D7Z1/D7S486，D8Z2、D20S108 打包，分别检测 5p15.2/5q33－34、7p11.1－q11.1/7q31、8p11.1－q11.1、20q12。这四种探针分别只能检测特定位置的染色体异常，如 7q－探针并不能完全覆盖 7q－异常情况，如果异常发生在长臂末端，该探针就检测不到。而且探针所检测区段平均在 300 kb 左右，不能像染色体核型分析对全套染色体的数目和结构异常同时进行检测。而且每个探针检测结果的判定没有统一的标准，其他组合探针的方案还不成熟，再加探针的成本又会很高。

基因芯片技术（Microarray），是近几年发展起来的一种能快速、高效检测 DNA 片段序列、基因型及其多态性或基因表达水平的新技术。全基因组芯片分析能在全基因组范围内同时检测多种因染色体拷贝数变异而导致的疾病，该芯片采用原位光刻技术，具有高密度、通量大、分辨率高的特点，技术平台成熟，作为细胞遗传学最新检测手段之一,已经逐步应用于多种疾病的临床诊断和研究,为分子诊断的完善提供了重要的技术支持。

3.5.4 报告解读

下图为骨髓标本基因检测的染色体异常一览图(图3-1)。

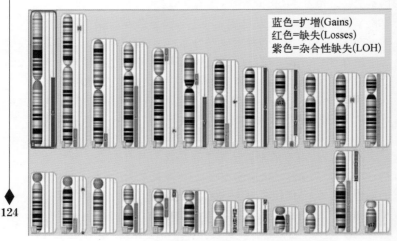

蓝色=扩增(Gains)
红色=缺失(Losses)
紫色=杂合性缺失(LOH)

图3-1 骨髓标本基因检测的染色体异常一览图

(1)检测结果中呈现的是人类24种染色体 即1~22号常染色体和X、Y性染色体;如果某种染色体检测出异常,该染色体右边会相应的显示出异常类型;但是X染色体整条为杂合性缺失时,表示该患者为男性,而不是染色体异常的表现;例如 表示19号常染色体,染色体右边的三条线(从左到右)分别表示的异常是:杂合性缺失异常(LOH/UPD)、嵌合型拷贝数异常(Loss Mosaic/Gain Mosaic)和拷贝数异常(Loss/Gain)。在图中分别以紫色 (杂合性缺失)、浅红/浅蓝色 / (嵌合型缺失/扩增)、深红/深蓝色 / (缺失/扩增)表示。

(2)杂合性缺失异常(LOH/UPD) 杂合性缺失(Loss of heterozygosity, LOH)即杂合子的丢失,也即杂合的基因型的丢失。应用于染色体上,包含两种情况,即半合子缺失(Hemizygous Loss)

（拷贝数为 1）和中性杂合性缺失（Copy neutral loss of heterozygosity，CN - LOH）（拷贝数为 2）。中性杂合性缺失，又称单亲二倍体（Uniparental Disomy，UPD）或大片段纯合区段，表示所检测区域染色体拷贝数正常，但是所检测区域的基因均为纯合状态。这种大片段纯合可能来自于遗传（如近亲结婚，增加了某些常染色体隐性遗传疾病的发生风险），也可能为后天获得［如 MDS，20％的 MDS 都表现为 UPD，常见如：UPD1p、UPD4q、UPD7q、UPD9p、UPD11q、UPD17p、UPD21q 等，这些染色体（片段）UPD 异常常伴有相关基因的纯合突变，如 NRAS（1p）、MPL（1p）、TET2（4q）、EZH2（7q）、JAK2（9p）、CBL（11q）、TP53（17p）、RUNX1（21q）等］。

（3）嵌合型拷贝数异常（Loss Mosaic/Gain Mosaic）和拷贝数异常（Loss/Gain）　正常人的每种染色体均为两条，分别来自父亲和母亲，所以正常人染色体拷贝数（Copy number）等于 2；染色体发生异常改变时，表现为拷贝数的变化。如果仅部分细胞的染色体发生异常改变，则为染色体嵌合型异常，表现为嵌合型拷贝数变化。染色体扩增的拷贝数大于等于 3；染色体半合子缺失拷贝数等于 1；染色体纯合缺失拷贝数等于 0；嵌合型扩增拷贝数大于 2 且小于 3；嵌合型缺失拷贝数大于 1 且小于 2。

（4）我们根据染色体异常大小的病理性分布，选择 400 kb 的（嵌合型）扩增、400 kb 的（嵌合型）缺失、5 Mb 杂合性缺失（单亲二倍体）作为筛选染色体异常的阈值，凡在此阈值之上的染色体异常均会报告出来，低于此阈值的染色体异常除非检索到与血液病有关，否则将不会报告，但是具体信息会为患者保留，以便查询。

3.5.5　项目信息及送检要求

（1）检测项目　MDS 全基因组芯片检测。

（2）仪器试剂　FDA 认证、欧盟 CE 认证及中国 SFDA 认证的 GCS 3000Dx v.2 系统和面向临床的 CytoScan™ 750 K 芯片及配套试剂和软件。

（3）厂商　Thermo - Affymetrix 公司。

（4）可检测到的异常　拷贝数增加（Gains）、丢失（Losses）；杂合性缺失（LOH）；单亲二倍体（UPD）；＞10％的嵌合体（Mosaic）；遗传一致性区域（IBD）；样品异质性。

（5）标本要求　骨髓 3～5 ml；EDTA 抗凝；4℃；48 h 送检。

（6）报告时间　8个工作日。

3.5.6　备注

（1）该检测项目需请结合该患者临床表现及其他检测结果（如骨髓细胞学、FISH、流式细胞检测等）做综合分析。

（2）可根据芯片检出的染色体异常，参考中华医学会《骨髓增生异常综合征诊断与治疗中国专家共识（2014版）》所列出的染色体指标，为临床的诊断提供依据；并能契合共识中修订版的预后积分系统（IPSS‑R）所涵盖的染色体指标，细化患者的预后分层。

（3）本检测所使用的染色体芯片可以精确检测拷贝数变异（CNV）、杂合性缺失（LOH）/单亲二倍体（UPD）和＞10％的嵌合体（Mosaic）。该芯片非常适用于MDS患者的非平衡性染色体改变检测（如Loss、Gain、Loss Mosaic、Gain Mosaic、LOH/UPD）并能明确具体的染色体异常区带、大小及受累基因。若芯片同时结合染色体核型分析，可大大提高MDS染色体异常的检出率。

（4）芯片技术无法对MDS患者的基因点突变进行检测，若需检测MDS患者是否存在基因点突变，可以考虑MDS基因突变项目。

（5）本检测结果分析依赖于现有数据库检索和文献报道，对所检测出异常的临床意义解释与相关病例的科学研究现状发展相关。

（6）本检测仅报告分析数据库或文献中与血液病有关的拷贝数异常（CNV）及LOH/UPD信息，其他数据信息会为患者保留，以便查询。

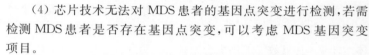

3.6　二代测序检测

3.6.1　实验原理

二代测序，又称下一代测序（Next Generation Sequencing，NGS）、高通量测序（High-Throughput Sequencing），是相对于传统的Sanger测序而言的。还可称为大规模平行测序平台（massively parallel DNA sequencing platform）和深度测序（Deep sequencing）。顾名思义，二代测序最大的优势就在于"高通量"，一次对几十万到几百万条核酸分子进行序列测定。换言之，可以实现低成本下的多基因、多位点、多样本的检测。

3.6.2　实验仪器(表3-4)

表3-4　二代测序平台

公司	Illumina	454/Roche	ABI	Life
平台	HiSeq 2500	GS FLX	SOLiD 5500	Ion PGM
基本实验流程	1. 文库制备 2. 产生DNA簇和桥接PCR 3. 测序 4. 数据分析	1. 样品输入并片段化 2. 文库制备 3. 一个DNA片段=一个磁珠 4. 乳液PCR扩增 5. 一个磁珠=一条读长 6. 数据分析	1. 文库制备 2. 乳液PCR/微珠富集 3. 微珠沉积 4. 连接测序 5. 数据分析	1. 文库制备 2. 模板制备 3. 测序 4. 数据分析
测序方法	桥接PCR+边合成边测序法	高通量焦磷酸测序法	寡聚物连接检测测序法	半导体测序法
优点	高测序通量	最高读长	高测序通量	成本低,通量灵活

3.6.3　测序类型

1. 全基因组测序　测定人基因组,即所有基因序列和非基因序列的信息。特点是细致全面,费时费力,花费高。

2. 全外显子组测序　测定人所有基因外显子的序列信息。特点是针对性较集中,费时费力。

3. 靶向基因测序　测定与疾病发生发展已知相关基因的序列信息。特点是针对性强,花费少,接受程度高。针对临床诊断多采用。

3.6.4　标本要求

全程无菌操作抽取外周血3~5 mL,EDTA(紫头管)抗凝。

3.6.5　临床应用

二代基因测序进行相关基因的突变检测可有以下作用:① 端粒酶基因的复杂突变。② 其他的IBMFS相关的基因异常。③ 与髓系肿瘤相关的特异性获得性体细胞突变,用以区分低增生的MDS与AA并可早期检测向MDS/AML转化的克隆演变。

3.6.5.1 在骨髓造血衰竭性疾病中的应用

遗传性骨髓衰竭综合征(IBMFs)是一组罕见的遗传异质性疾病,多以骨髓造血功能衰竭、先天性多发性畸形及易诱发肿瘤为主要特征。IBMFs 临床表现复杂多样,且大多比较罕见,通过二代测序技术检测出相关致病基因,对 IBMFs 的确诊有非常大的帮助。IBMFs 中主要疾病与致病基因的关系见表 3－5[1-4]。

表 3－5 IBMFs 中主要疾病与致病基因的关系

疾病	遗传方式	主要症状	致病基因	基因突变的致病机制
FA	AR、XLR	进展性骨髓衰竭、牛奶咖啡斑、小头畸形和桡骨畸形	15 个基因:FANCA,－B,－C,－D1,－D2,－E,－F,－G,－J,－L,－M,－N,－O,－P,－Q	基因突变可导致细胞内 DNA 修复障碍,增加染色体脆性,诱发染色体异常核型出现,从而进展为 FA
DC	AD、AR、XLR	骨髓衰竭、手指和脚趾甲角化不良、皮肤色素沉着和黏膜白斑	8 个基因:TERT、TERC、DKC1、NOP10、NHP2、TCAB1、CTC1、TINF2	基因突变导致端粒酶无法充分发挥延长端粒的作用,导致端粒过度短缩和造血干细胞增殖能力下降
SCN	AD、AR、XLR	个体幼年起中性粒细胞绝对值低于 0.5×10^9/L,严重反复感染、骨髓成熟障碍	ELANE、HAX1、GFI1、CSF3R、G6PC3、WAS	基因突变可导致中性粒细胞中的弹性蛋白酶发生异常,使中性粒细胞的寿命缩短
DBA	AD	单纯红细胞减少、拇指畸形、身材矮小、颅面畸形	9 个基因:RPS19、RPL5、RPS17、RPS11、RPS10、RPS26、RPS35A、RPS24、RPS14	这些基因均参与编码核糖体蛋白亚基,基因突变将影响核糖体生物合成,并最终导致血细胞生成障碍
SDS	AR	胰腺外分析功能不全和骨髓功能障碍	SBDS	该基因参与核糖体的合成及维持有丝分裂纺锤体的稳定性,其编码蛋白广泛表达于各器官

备注:AR,常染色体隐性遗传;XLR,X 连锁隐性遗传;AD,常染色体显性遗传。

临床上,IBMFs 主要类型包括范可尼贫血(FA)、先天性角化不良症(DC)、先天性纯红细胞再生障碍性贫血(DBA)、Schwachman-Diamond 综合征(SDS)、重度先天性中性粒细胞减少症(SCN)等。IBMFs 的主要发病机制涉及某些关键生物学过程发生基因突变,如DNA 修复、端粒生物学或核糖体生物合成等过程,影响骨髓造血干细胞增殖、分化或其他器官正常发育。已明确的导致 IBMFs 的致病基因有 40 多个,另有 60 多个处于同一分子通路基因可能与 IBMFs发病相关。约有 95% 的 FA 与 SDS 患者,70% DC 和 50% DBA 患者中,可检测到相应的致病基因突变。FANCA(60%)、FANCC(15%)和 FANCG(10%)在各种族人群中突变发生比例最高。

3.6.5.2 在克隆性造血评估中的应用

深度基因测序显示,AA 患者存在克隆性造血,但是累及基因少,频度和负荷不高,与免疫抑制治疗疗效和疾病转归存在一定联系。髓系肿瘤相关的基因突变频度和突变数均随着年龄而显著增高。不同类型的基因突变与疗效、总生存率和疾病进展率转化上具有相关性。例如,BCOR/BCORL1 和 PIG-A 突变往往预测反应良好,不良突变组往往最差(包括 ASXL1、DNMT3A、TP53、RUNX1、JAK2、JAK3 和 CSMD1);而无突变组居中。联系动态对克隆行造血进行监测,有利于掌握病情转归,例如,BCOR/BCORL1 和 PIG-A 突变克隆往往趋于稳定或者消失,因此,对 IST 有良好反应;伴DNMT3A、ASXL1 和其他一些基因突变的克隆随着时间更容易发生扩增,并衍生新的亚克隆,对 IST 反应差,生存率低,易于转化为MDS 或 AML。上述基因突变所代表的造血克隆演变情况仍需要明确。表 3-6 列出了 AA 与 MDS 和正常人群体细胞突变的特征[5,6]。

表 3-6　AA、MDS 和正常人群中的体细胞突变(CH)

	正常人群	AA	MDS
突变	低(~2%)	高(>50%)	很高(~90%)*
与年龄相关	是	是	是
突变<40 岁	<1%	20%~40%	
突变>70 岁	>10%	52%	

（续　表）

	正常人群	AA	MDS
特点	年龄相关的mCpG岛甲基化胞嘧啶（mC）特发转化为胸腺嘧啶核苷	年龄相关的mCpG岛甲基化胞嘧啶（mC）特发转化为胸腺嘧啶核苷	年龄相关的mCpG岛甲基化胞嘧啶（mC）特发转化为胸腺嘧啶核苷
常见的突变基因	DNMT3A，TET2，ASXL1，JAK2，TP53，SF3B1	BCOR/BCORL1，PIGA，DNMT3A，ASXL1	TET2，SF3B1，ASXL1，SRSF2，DNMT3A，RUNX1，TP53
突变等位基因负荷	低（通常＜10%）	低（通常＜10%）	高（＞30%）
拷贝数变异	＜2%	～20%	～50%
SNP列阵核型分析	del(20q)	6pUPD	−5/del(5q)
	del(13q)	−7/del(7q)	−7/del(5q)
	del(11q)	+6	+8
	17pLOH	+8	17pLOH
	4q，9p，11q，14q的UPD	+15	del(20q)
		del(13q)	4q，11q，13q，14q的UPD
携带CH向MDS/AML转化风险	相对危险度：～10×到～35×	～3%：BCOR，BCORL1和PIGA突变 ～40%：DNMT3A，ASXL1，RUNX1，TP53和CSMD2突变	

　　克隆性造血 MDS 的发生和演变是一个多步骤、多基因的病理过程，基因突变、基因表达失控及表观遗传学的改变在发病机制中起着关键性作用。通过二代测序技术，初步揭示了 MDS 发病的分子基础。检测 MDS 相关的重现性突变基因，可以为 MDS 患者预后提供重要信息。突变频率在 10% 以上的基因有 SF3B1、TET2、SRSF2、ASXL1、DNMT3A、RUNX1（表 3 − 7）。

表3－7　骨髓增生异常综合征受累基因

分　类	受　累　基　因
1　RNA剪切	SF3B1、SRSF2、U2AF1、ZRSR2等
2　表观遗传学（DNA甲基化）	TET2、DNMT3A、IDH1、IDH2等
3　染色质重塑	ASXL1、EZH2等
4　转录因子	RUNX1、ETV6、BCOR等
5　NDA修复	p53等
6　黏合素	STAG2等
7　RNA信号传导	NRAS、KRAS、PTPN11、CBL、JAK2、MPL、NF1等

参考文献

［1］王剑,罗长缨,丁丽霞,等.利用靶向基因测序技术诊断遗传性骨髓衰竭综合征[J].国际输血及血液学杂志,2014;417－422.

［2］Dokal I, Vulliamy T, Inherited bone marrow failure syndromes [J]. Hematologica,2010；95：1236－1240.

［3］Teo J T, et al. Clinical and genetic analysis of unclassifiable inherited bone marrow failure syndromes [J]. Pediatrics. 2008；122(1)：e139－148.

［4］Hartung HD1, Olson TS, Bessler M. Acquired aplastic anemia in children. Pediatr Clin N Am 60,(2013),1311－1336.

［5］Ogawa S：Clonal hematopoiesis in acquired aplastic anemia. *Blood* 2016，128(3)：337－347.

［6］何广胜：二代测序时代看再生障碍性贫血的克隆性造血.中国实用内科杂志,2016,36(5)：350－351.

报告示例

范可尼贫血的基因检测报告

检测内容	FANCA 43 个外显子、FANCC 14 个外显子、FANCG 14 个外显子			
检测方法	PCR、测序			
检测结果	基因	外显子	突变类型	突 变 位 点
	FANCA	Exon 9	错义突变	c. 796 A＞G p. Thr266Ala
		Exon 16	错义突变	c. 1501 G＞A p. Gly501Ser
		Exon 26	错义突变	c. 2426 G＞A p. Gly809Ser
	FANCC	未见突变		
	FANCG	未见突变		

指：cDNA   指：蛋白氨基酸序列

第 2 426 位碱基由 G 突变为 A

碱基突变导致第 809 位氨基酸由甘氨酸突变为丝氨酸

提示：检测到 FANCA 基因存在 3 个点突变：c. 796 A＞G；c. 1501 G＞A；c. 2426 G＞A。FANCC 和 FANCG 未见突变。（实验室会对检测到的突变进行文献检索，以判定其是否属于目前已经确认的病理性突变，并会在提示中反应出来。）

3.7   运用流式细胞术进行 PNH 克隆分析

　　流式细胞术（Flow Cytometry，FCM）是一种在单细胞水平上，对处在快速直线流动状态中的大量生物颗粒进行多参数、快速的定量分析和分选的技术。它综合了荧光标记技术、激光技术、单克隆抗体技术和计算机技术，具有极高的检测速度与统计精确性。能从单一细胞中测得多种参数，已经成为血液系统疾病不可缺少的检测方法之一。在 AA 的诊断中有重要的价值。不仅可以检测合并存在的阵发性睡眠性血红蛋白尿（PNH）克隆、检测造血前体细胞（CD34⁺细胞）的数量，而且在与异常细胞增殖性疾病，如大颗粒淋巴细胞白血病、骨髓增生异常综合征等，进行鉴别诊断时有重要意义。本部分内容将简单介绍其工作原理及在 PNH 克隆的识别中的应用。

3.7.1　工作原理及实验流程

3.7.1.1　工作原理

将待测标本制成单细胞悬液,经特异性荧光染料染色后利用仪器压力差,使鞘液裹挟着样品流中的细胞排成单列逐个经过激光聚焦区。经特异性荧光染料染色后的细胞经过激光检测区时受激光激发,产生散射光和荧光信号。散射光和荧光信号接收后转换成电信号,这些信号经过加工处理储存于计算机中,用专门的软件对其进行处理,可在计算机上直观地统计出各种染上荧光染料的细胞各自的百分率。选择不同的单克隆抗体及荧光染料,可同时测定一个细胞上的多个不同的特征,如细胞大小、DNA 含量、细胞表面抗原表达、癌基因蛋白等[1]。

3.7.1.2　流式细胞术在 PNH 诊断中应用

PNH 是一种基因突变导致的获得性造血干细胞克隆性疾病。主要机制是造血干细胞的糖化肌醇磷脂基因(PIG‐A)发生突变,使部分或完全血细胞膜糖化磷脂酰肌醇(GPI)锚合成障碍,造成血细胞表面 GPI 锚连蛋白缺失,细胞灭活补体等能力减弱,从而引起细胞容易被破坏,发生溶血等。应用流式方法直接检测 GPI 锚连蛋白缺失或者直接检测 GPI 锚蛋白的缺失,从而诊断 PNH。常见检测为 PNH‐CD55、CD59 检测及 Flaer 检测[2~4]。

3.7.1.3　方法、流程及时效

(1) 方法　对红细胞和中性粒细胞上膜表面的 CD55、CD59 或 Flaer 等进行荧光抗体标记,再利用流式细胞仪进行检测,通过不同荧光表达情况对细胞群体进行区分。

(2) 流程　标本收检→抗体标记→上机检测→结果分析。

(3) 时效　2 d(到达实验室后)。

3.7.2　外周血或骨髓细胞 CD55、CD59 检测识别 PNH 克隆

3.7.2.1　检验原理

衰变加速因子(CD55)和反应性溶血膜抑制物(CD59)是最重要的 GPI 锚连蛋白,通过流式细胞术检测缺乏这些膜蛋白的异常细胞对于 PNH 诊断具有重要的意义。因此,分别对红细胞和中性粒细胞上 CD55 和 CD59 的检测已成为诊断 PNH 较特异和稳定的指标[2,3]。

133

3.7.2.2 临床意义

PNH 患者 CD55、CD59 阴性细胞数＞10%（5%～10%为可疑），其中性粒细胞的异常检出最早。CD59 敏感度要高于 CD55，CD59⁻ 粒细胞可最早被检出，有早期诊断价值。建立 PNH 诊断至少有一系及以上细胞的两种 GPI 锚连蛋白缺失。对 PNH 克隆锚连蛋白的不同缺失程度进行量化，可以对 PNH 进行分型，以便进一步了解并监测病情进展及疗效。如将 PNH 红细胞根据 CD55、CD59的缺失程度可以分为 3 型：Ⅰ型（补体敏感度正常），Ⅱ型（中度敏感），Ⅲ型（高度敏感），临床溶血程度主要取决于Ⅲ型红细胞多少。

考虑到取材便利，细胞组成比较单纯，一般用外周血进行CD55、CD59 检测。通常检测外周血成熟红细胞和成熟粒细胞 CD55和 CD59。但需要注意：外周血检测受输血的影响；少数（5%）患者严重溶血期后，GPI 缺乏的红细胞可能会减少，甚至可能下降到检测限以下，因此只能检测到粒细胞 PNH 克隆；如果患者有严重 AA，可能导致粒细胞数量减低，不足以检测分析；PNH 的异常细胞起源于造血干细胞，当外周血尚无 CD59⁻ 细胞时，骨髓中可能已经有CD59⁻ 细胞。因此，从疾病早期诊断的角度考虑，骨髓中 CD55⁻、CD59⁻ 细胞检测可能比外周血更有意义。且骨髓中的有核红细胞不受输血和溶血的影响，可避免漏诊。故建议贫血性疾病早期诊断应做骨髓有核红细胞、粒细胞和单核细胞的 CD55、CD59 检查，能有效提高 PNH 诊断的特异性和敏感性[2,3]。

3.7.2.3 报告解读

FSC/SSC 设门分别分析红系及粒系细胞，报告标本中 CD55、CD59 阳性细胞比例。参考值：≥95%为表达正常；90%～95%为表达大致正常；＜90%为表达部分缺失。

3.7.2.4 送检要求

EDTA 或肝素抗凝；外周血或骨髓 2 mL；2℃～8℃保存；72 h内送检（48 h 内送检为宜）。

3.7.3 外周血或骨髓细胞 Flaer 检测识别 PNH 克隆

3.7.3.1 检验原理

Flaer 试剂是一种嗜水气单胞菌毒素的变体，可以特异性地与细胞膜上的 GPI 锚定蛋白结合，可直接反应锚蛋白的缺失情况。PNH 的发生是由于 GPI 锚蛋白合成异常，因此 FLAER 诊断的特异性与其他靶向标记相比较而言有所提高。由于红细胞表面某些糖蛋白的存在使 FLAER 不能很好地与锚蛋白结合,FLAER 分析法一般只用于粒细胞和单核细胞的检测,且不受溶血与输血的影响[2,4]。

3.7.3.2　临床意义

Flaer 分析法对 PNH 诊断的敏感性和特异性都有所增加,对一些临床上高度怀疑,而 CD55、CD59 检测不能确诊的病例,FLAER 检测有助于明确诊断;应用 FLAER 分析方法诊断并检测 PNH 患者,可精确分出 Ⅱ、Ⅲ 型细胞,为判断病情轻重提供依据,有助于 PNH 患者疾病进展和疗效的判断;对于长期应用免疫抑制剂治疗的血细胞减少患者,尤其是 AA、骨髓增生异常综合征(MDS)等疾病,可监测其是否发生克隆性改变以及尽早发现病情变化;应用 FLAER 直接检测 GPI 蛋白,有助于真正的 PNH 和部分免疫性血细胞减少患者的鉴别,明确真正的 GPI - 细胞,而非自身抗体覆盖细胞膜锚连蛋白的假性 PNH 克隆[2,4]。

3.7.3.3　报告解读

正常人和非 PNH 贫血患者因 GPI 锚是正常的,故理论上 FLAER 呈 100％阳性,而 PNH 患者由于细胞表面锚部分或完全缺失,FLAER 无法与之结合而呈现部分阴性或阴性表达。经流式细胞术检测,一般认为 FLAER 阴性细胞大于 1％考虑存在异常克隆。

3.7.3.4　送检要求

EDTA 或肝素抗凝;外周血 2 mL;2℃～8℃保存;72 h 内送检(48 h 内送检为宜)。

参考文献

[1] 雷星云,吴军.流式细胞术的原理及其临床应用[J].检验医学与临床,2016,13：307 - 310.

[2] 中华医学会血液学分会红细胞疾病(贫血)学组.阵发性睡眠性血红蛋白尿症诊断及治疗专家共识[J].中华血液学杂志,2013,34：276 - 279.

[3] 朱明清,耿美菊,陈黎,等.CD55,CD59 检测阵发性睡眠性血红蛋白尿症标准方法建立[J].中国血液流变学杂志,2006,16(3)：447 - 448.

[4] Robert Sutherland D, Kuek N, Davidson J, et al. Diagnosing PNH with FLAER and Multiparameter Flow Cytometry [J]. Cytometry B Clin Cytom. 2007 May, 72(3)：167 - 77.

正常图及报告数据

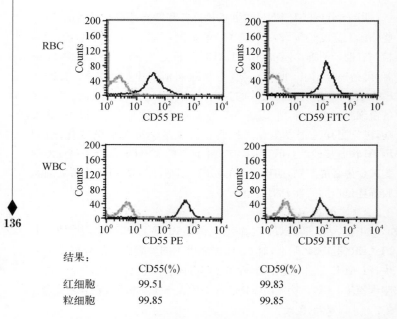

结果：

	CD55(%)	CD59(%)
红细胞	99.51	99.83
粒细胞	99.85	99.85

该结果显示标本中粒细胞及红细胞膜上的 CD55 和 CD59 均未见表达缺失。

报告示例

异常图及报告数据

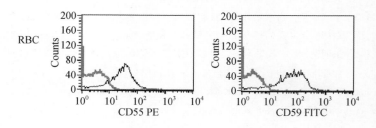

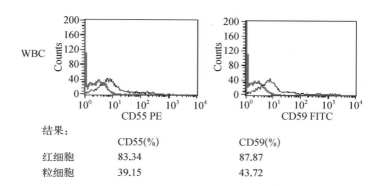

WBC

结果：

	CD55(%)	CD59(%)
红细胞	83.34	87.87
粒细胞	39.15	43.72

　　该结果显示标本中粒细胞及红细胞膜上 CD55 和 CD59 表达均<90%，说明部分粒细胞和红细胞膜上存在这两种蛋白表达的缺失，提示 PNH 克隆阳性。

报 告 示 例

正常图及报告数据

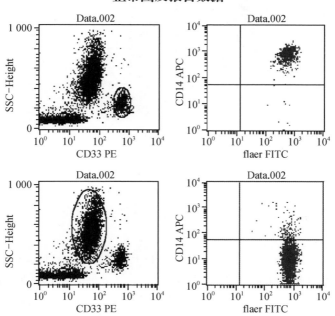

Flaer 检测结果：Flaer 阴性细胞占单核细胞比例 0.00(％)占粒细胞比例 0.00(％)。提示未见 PNH 克隆。

报 告 示 例

异常图及报告数据

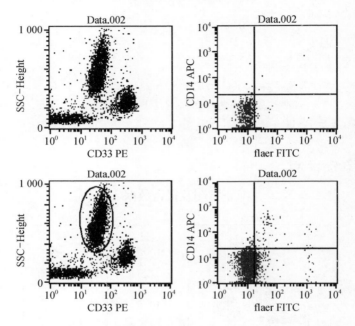

Flaer 检测结果：flaer 阴性细胞占单核细胞比例 94.17(％)占粒细胞比例 86.41(％)。

3.8　端粒长度检测在再生障碍性贫血中的应用

3.8.1　检验原理

本项目通过荧光定量 PCR(Q‑PCR)技术测量染色体端粒相对长度,其技术原理在常规 PCR 基础上加入荧光标记探针或相应的荧光染料来实现其定量功能[1]。在端粒两端设计特定引物,随着 PCR 反应的进行,PCR 反应产物不断累计,荧光信号强度也等比例增加,通过荧光强度变化监测产物量的变化,从而得到一条荧光扩增曲线图。本检测中,可设定以 HBG1 为内参基因,通过特定的计算公式,即可计算出染色体组相对端粒长度。该方法具有高灵敏、快速、通量高和所需标本量少等优点。

3.8.2　检验方法、流程及时效

3.8.2.1　检验方法

本项目通过 Q‑PCR 技术,检测样品中端粒(tel)及内参基因 HBG1 的 Ct 值,通过公式计算,获得样品端粒相对长度。

3.8.2.2　检验流程

收取外周血标本 3～5 mL,用常规方法提取标本 DNA,配制 DNA 扩增体系混合物,分别将标本 DNA、扩增体系混合物与端粒引物和内参基因 HBG1 混合,在适宜的扩增条件下,可以得到端粒和内参基因 HBG1 的荧光定量扩增曲线,算出 Ct 值。每个标本重复 3 次,最终结果取其平均值。

3.8.2.3　时效

目前检测平台的稳定性尚不确定。

3.8.3　临床意义

部分 AA 的患者发病与端粒长度缩短有关,端粒长度与疾病进程呈负相关,供者造血细胞端粒长度与移植预后有关,因此端粒长度检测不仅有助于疾病诊断,而且有利于疾病转归及预后的预测[2,3]。

参考文献

[1] OumarSamassekou, Huiyu Li, Shiang Huang and JuYan, et al. Chromosome arm‑specific long telomeres: a new clonal event in primary chronic myelogenous leukemia cells [J]. Neoplasia, 2011, 13 (6): 550.

[2] Richard M. Cawthon, Telomere measurement by quantitative PCR. Nucleic Acids Research, 2002, Vol. 30, No. 10 e47.

[3] 王西阁,周玉洁,王丹凤,等.再生障碍性贫血患儿骨髓造血干细胞端粒酶活性及相关基因表达的研究[J].中国当代儿科杂志,2013,15(1): 25‑28.

附 录

附录 I　体能评分

附表 1　Karnofsky 体能评分

体　力　状　况	评　分
正常,无症状和体征	100 分
能进行正常活动,有轻微症状和体征	90 分
勉强进行正常活动,有一些症状或体征	80 分
生活能自理,但不能维持正常生活和工作	70 分
生活能大部分自理,但偶尔需要别人帮助	60 分
常需要人照料	50 分
生活不能自理,需要特别照顾和帮助	40 分
生活严重不能自理	30 分
病重,需要住院和积极的支持治疗	20 分
重危,临近死亡	10 分
死亡	0 分

附表 2　WHO/ECOG 体能评分

级　别	体　力　状　态
0	活动能力完全正常,与起病前活动能力无任何差异
1	能自由走动及从事轻体力活动,包括一般家务或办公室工作,但不能从事较重的体力活动
2	能自由走动及生活自理,但已丧失工作能力,日间不少于一半时间可以起床活动
3	生活仅能部分自理,日间一半以上时间卧床或坐轮椅
4	卧床不起,生活不能自理
5	死亡

附录 Ⅱ 与环孢素相互作用的常见药物

附表 3　与环孢素相互作用的常见药物

药物	作用	机制	措施
唑类药物			
氟康唑	↑CSP 浓度 21%	抑制 CYP3A4	监测 CSP 浓度
泊沙康唑	↑CSP 浓度 80%		↓CSP 剂量～50%
伊曲康唑	↑CSP 浓度		↓CSP 剂量 25%
伏立康唑	↑CSP 浓度 2.5 倍		
地尔硫䓬	↑CSP 浓度 50%～80%	抑制 CYP3A4	↓CSP 剂量 50%
卡泊芬净	↑卡泊芬净 AUC 35%	抑制 CYP3A4	监测 CSP 浓度
地高辛	↑地高辛浓度 ↓清除 53%	未知	避免合用 ↓地高辛剂量～50%
伊马替尼	↑CSP 浓度 1.7 倍	抑制 CYP3A4	监测 CSP 浓度
甲硝唑	↑CSP 浓度 2 倍	抑制 CYP3A4	监测 CSP 浓度
苯巴比妥	↓CSP 浓度	诱导 CYP3A4	监测 CSP 浓度
苯妥英	↓CSP 浓度	诱导 CYP3A4	监测 CSP 浓度
利福平	↓CSP AUC	诱导 CYP3A4	避免合用 监测 CSP 浓度

附录Ⅲ　HCT - CI 评分

附表 4　HCT - CI 评分表

状　态	描　述	评分
偏头痛/头痛		0
骨质疏松症		0
骨关节炎		0
高血压		0
胃肠道	包括炎症性肠病	0
轻度肺功能异常	DLCO 和/或 FEV$_1$＞80％或适度活动后呼吸困难	0
轻度肾功能异常	血肌酐 106～176.8 μmol/L	0
内分泌		0
出凝血异常	深静脉血栓或肺栓塞	0
哮喘		0
心律失常		1
心肌病变	冠心病、充血性心力衰竭、心肌梗死病史，EF≤50％	1
轻度肝功能异常	慢性肝炎，胆红素＞正常上限 1.5 倍，AST/ALT＞2.5 倍正常上限	1
血管意外	短暂性脑缺血发作或脑血管意外史	1
病态肥胖		1
糖尿病	需要药物治疗	1
抑郁/焦虑		1
感染	预计干细胞输注后仍然需要治疗	1
风湿性疾病	系统性红斑狼疮，类风湿，关节炎、多发性肌炎、混合性结缔组织病、风湿性多肌痛	2
中度肺疾患	DLCO 和/或 FEV$_1$ 66％～80％或轻度活动时呼吸困难	2
消化性溃疡	需要治疗	2
中重度肾功能不全	透析或肾移植术前血清肌酐＞176.8 μmol/L，有肾移植史	2

（续　表）

状　态	描　　述	评分
瓣膜性心脏病	二尖瓣脱垂除外	3
肿瘤病史	需要化疗	3
中重度肝损	肝硬化,胆红素>1.5 倍正常上限,或 AST/ALT>2.5 倍正常上限	3
严重肺功能不全	DLCO 和/或 FEV1≤65％或休息时呼吸困难或需要氧气	3

附录Ⅳ　急性移植物抗宿主病 Glucksberg 分级标准

附表 5　急性移植物抗宿主病(aGVHD)Glucksberg 分级标准

分级	受累器官		
	皮肤	肝脏(胆红素) 17.1 μmol/L(1 mg/dl)	肠道(腹泻量)
0	无皮疹	≤34.2 μmol/L(≤2 mg/dl)	≤500 ml/d
Ⅰ	斑丘疹体表面积<25%	≤51.3 μmol/L(≤3 mg/dl)	>500 ml/d
Ⅱ	斑丘疹体表面积<50%	≤102.6 μmol/L(≤6 mg/dl)	>1 000 ml/d
Ⅲ	全身广泛斑丘疹体表面积≥50%	≤256.5 μmol/L(≤15 mg/dl)	>1 500 ml/d
Ⅳ	全身广泛斑丘疹,伴水疱或皮肤剥脱	>256.5 μmol/L(>15 mg/dl)	>2 000 ml/d 或伴严重腹痛 或者肠梗阻
总分级			
Ⅰ	Ⅰ~Ⅱ	0	0
Ⅱ	Ⅲ或	Ⅰ或	Ⅰ
Ⅲ	—	Ⅱ~Ⅲ或	Ⅱ~Ⅳ
Ⅳ	Ⅳ或	Ⅳ	—

147

附录 V 慢性移植物抗宿主病评分标准

附表 6 慢性移植物抗宿主病(cGVHD)NIH 分级系统

总体分度：□轻度 □中度 □重度

	0分	1分	2分	3分
体能评分 □ KPS □ ECOG	□ 无症状,活动完全不受限(ECOG 0；KPS 100%)	□ 有症状,体力活动时轻度受限(ECOG 1；KPS 80%～90%)	□ 有症状,可自理<50%时间卧床(ECOG 2；KPS 60%～70%)	□ 有症状,生活自理受限,>50%时间卧床(ECOG 3～4；KPS <60%)
皮肤 □ 斑丘疹扁平苔藓样变 □ 丘疹鳞屑样病变或鳞癣 □ 色素沉着 □ 色素减退 □ 毛发角化 □ 红斑 □ 红皮病 □ 皮肤异色病 □ 硬化改变 □ 瘙痒症 □ 毛发受累 □ 指甲受累	□ 无症状	□ <18%体表面积,无硬化改变	□ 18%～50%体表面积,或浅层硬化	□ >50%体表面积,或深层硬化
口腔	□ 无症状	□ 轻度症状,摄入不受限	□ 中度症状,摄入轻度首先	□ 严重症状,摄入明显受限
眼	□ 无症状	□ 轻度干眼症,需要滴眼<3次/d或无症状性干眼症	□ 中度干眼症,滴眼3次以上,不伴有视力受损	□ 严重干眼症,无法工作或视力丧失
胃肠道	□ 无症状	□ 吞咽困难,厌食,恶心,呕吐,腹泻,腹痛,体重减轻<5%	□ 有症状,体重减轻5%～15%	□ 有症状,体重减轻>50%,需要营养支持或食管扩张

	0分	1分	2分	3分
肝功能	☐ 正常	☐ 胆红素、ALT和 AST 升高，<2 ULN	☐ 胆红素、ALT和 AST 升高，2~5 ULN	☐ 胆红素、ALT和 AST 升高，> 5 ULN
肺	☐ 无症状 FEV1>80%	☐ 轻微症状（爬1层楼有气促），FEV1 60%~79%	☐ 中度症状（平地活动有气促），FEV1 40%~59%	☐ 静息情况下气促，需吸氧，FEV1 ≤ 39%
关节筋膜	☐ 无症状	☐ 肢体轻微僵直	☐ 四肢1个以上关节僵硬关节挛缩，活动中度受限	☐ 挛缩伴有严重活动受限
阴道	☐ 无症状	☐ 轻微症状，不影响性交，妇科检查时无明显不适	☐ 中度症状，性交困难，妇科检查时轻度不适	☐ 严重症状，阴道口黏着或溃疡，阴道镜插入困难

149

其他	以下 cGVHD 相关症状也可以分级为0~3级（无症状，轻度，中度和重度）：食管狭窄，心包积液，胸膜腔积液，腹水，淋巴细胞减少症，周围神经病，红细胞增多症，心肌炎，心脏传导异常，冠状动脉异常，血小板减少
总体评分	☐ 轻度：累及1~2个器官（肺除外），且每个器官的积分≤1分； ☐ 中度：1个器官积分达2分；或3个以上器官受累但积分1分；或肺达1分 ☐ 重度：有1个器官积分达3分；或肺部积分达2分

附录 Ⅵ 常用骨髓衰竭性疾病相关国外网上资源

综合网站

Bloodline	www.bloodline.net
BloodMed	www.bloodmed.com
Breaking Barriers	www.liv.ac.uk/breakingbarriers
Congenital Dyserythropoietic Anaemia Research Initiative Oxford	www.imm.ox.ac.uk/congenital-dyserythropoietic-anaemia-cda
Free Medline Searching	www.ncbi.nlm.nih.gov/PubMed/
The Media Medical Agency	www.health-news.co.uk/
International Medical News	www.internationalmedicalnews.com
Medical Matrix	www.medmatrix.org/Index.asp
Meducation	www.meducation.com
National Library of Medicine	www.nlm.nih.gov
NIH Consensus Conferences	http://odp.od.nih.gov/consensus

图库

Atlas of Genetics and Cytogenetics in Oncology and Haematology	http://atlasgeneticsoncology.org
Atlas of Hematology	http://www.hematologyatlas.com

杂志和图书

ASH Education Book	www.asheducationbook.org
Blackwell Publishing	www.blackwellpublishing.com
Blood	www.bloodjournal.org
Blood Book.com	www.bloodbook.com
Blood Cells，Molecules and Disease	www.scripps.edu/bcmd
British Journal of Haematology	www.blackwellpublishing.com/journals/bjh
British Medical Journal	www.bmj.com
Haematologica	www.haematologica.org
Journal of Clinical Investigation	www.jci.org
Lancet	www.thelancet.com
Nature	www.nature.com

New England Journal of Medicine www.nejm.org

Oxford University Press www.oup.com

Science www.sciencemag.org

学术团体

American Association of Blood Banks www.aabb.org
(AABB)

Association of Clinical Scientists www.assclinsci.org

American Medical Association www.ama-assn.org

American Society of Hematology www.hematology.org

American Society of Pediatric www.aspho.org
Hematology/Oncology (ASPHO)

Aplastic Anemia Foundation of www.aamds.org
America & MDS International
Foundation

Bloodline www.bloodline.net

British Blood Transfusion Society www.bbts.org.uk
(BBTS)

151

British Committee for Standards in www.bcshguidelines.com
Haematology

British Society of Blood and Marrow www.bsbmt.org
Transplantation

British Society for Haematology www.b-s-h.org.uk

British Society for Haemostasis & www.bsht.bham.ac.uk
Thrombosis (BSHT)

Centers for Disease Control (CDC), www.cdc.gov
Atlanta, USA

European Bone Marrow Transplant www.embt.org
Association

European Hematology Association www.ehaweb.org

European Society of Paediatric www.esphi.eu
Haematology and Immunology

Institute of Biomedical Science www.ibms.org

循证医学网络资源

British Committee for Standards in www.bcshguidelines.com
Haematology (BCSH)

Cochrane Library www.cochrane.org

Clinical trials: hematology (Center Watch)　　www.centerwatch.com

National Center for Biotechnology Information　　www.ncbi.nlm.nih.gov

National Guideline Clearinghouse (Agency for Health Care Policy and Research (AHCPR))　　www.guidelines.gov

National Library of Medicine　　www.nlm.nih.gov

Patient-Reported Health Instruments　　http://phi.uhce.ox.ac.uk

Transfusionguidelines　　www.transfusionguidelines.org.uk

附录Ⅶ　再生障碍性贫血临床诊疗问题索引

- 什么是急性造血功能停滞？

2.6 再生障碍性贫血的治疗策略

- 重型再生障碍性贫血如何治疗？
- 非重型再生障碍性贫血如何治疗？
- 造血干细胞移植有年龄限制吗？
- 如何预判再生障碍性贫血的治疗效果？

2.7 再生障碍性贫血的免疫抑制治疗

- 标准 IST 治疗方案由哪些要素构成？
- ATG 为什么可以用来治疗再生障碍性贫血？
- ATG 使用时及使用后为什么需要用糖皮质激素？
- ATG 常用剂量是多少？
- ATG 联合环孢素治疗时环孢素需要维持多久？
- IST 治疗后复发率是多少？
- IST 治疗后复发患者如何治疗？
- IST 治疗后克隆演变的概率是多少？
- IST 治疗无效的原因有哪些？
- IST 治疗后多久可以接种疫苗？

154

2.8 重型再生障碍性贫血的造血干细胞移植治疗

- 如何准备造血干细胞移植？
- 造血干细胞移植疗效取决于哪些因素？
- 同胞全相合干细胞移植的核心预处理方案是什么？
- 无关供者干细胞移植的预处理中环磷酰胺是必需的吗？
- 再生障碍性贫血的造血干细胞移植为什么一般选用骨髓来源的干细胞？
- 再生障碍性贫血患者可以采用半相合亲缘造血干细胞移植吗？
- 北京模式半相合造血干细胞移植的主要优缺点是什么？
- 后置环磷酰胺半相合造血干细胞移植的主要优缺点是什么？
- 再生障碍性贫血的造血干细胞移植建议 CD34$^+$ 细胞输注量是多少？
- 再生障碍性贫血患者造血干细胞移植后环孢素建议维持多久？
- 再生障碍性贫血患者移植后发生混合嵌合一定预示植入失败吗？

2.9 再生障碍性贫血的支持治疗

- 哪些情况下需要积极预防性输注血小板以使其维持较高水平？
- 一般认为血清铁蛋白高于多少需要行祛铁治疗？

2.10 细胞刺激因子在再生障碍性贫血中的应用

- 再生障碍性贫血患者常规使用 EPO 吗？
- 再生障碍性贫血患者常规使用粒细胞集落刺激因子吗？
- 促进血小板恢复的细胞因子可以选择哪些药物？

2.11　老年患者及妊娠期再生障碍性贫血的治疗

- 老年再生障碍性贫血患者如何选择治疗方式?
- IST 治疗有年龄上限吗?
- 妊娠期再生障碍性贫血患者的主要危险是什么?
- 妊娠期再生障碍性贫血患者可以使用环孢素吗?

2.12　阵发性睡眠性血红蛋白尿与再生障碍性贫血

- NH 的临床特点有哪些?
- PNH 可以与再生障碍性贫血或 MDS 并存吗?
- 检测 PNH 克隆的最敏感的方法是什么?
- PNH 克隆比例超过 50% 时使用 IST 或补体抑制剂需要注意什么?
- 再生障碍性贫血合并 PNH 克隆的患者需要多久监测 PNH 克隆的变化?

有其他问题?

记录、拍照发邮件至 xyfubin@126.com,编者会尽快回答。

155

附录 Ⅷ

再生障碍性贫血病例和随访可在下表中登记。

再生障碍性贫血病例登记和随访表

姓名	性别	年龄	分型	诊断日期	电话	治疗	计划随访日期					
							3个月	6个月	12个月	18个月	36个月	60个月

156

再生障碍性贫血病例登记和随访表

姓名	性别	年龄	分型	诊断日期	电话	治疗	计划随访日期					
							3个月	6个月	12个月	18个月	36个月	60个月

再生障碍性贫血病例登记和随访表

姓名	性别	年龄	分型	诊断日期	电话	治疗	计划随访日期						
							3个月	6个月	12个月	18个月	36个月	60个月	

再生障碍性贫血病例登记和随访表

姓名	性别	年龄	分型	诊断日期	电话	治疗	计划随访日期						
							3个月	6个月	12个月	18个月	36个月	60个月	

附录 IX 备注及笔记

笔记

备注及笔记

备注及笔记

笔记